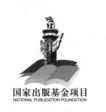

U0337127

《医学·教育康复系列》丛书

组织单位

华东师范大学中国言语听觉康复科学与 ICF 应用研究院

华东师范大学康复科学系听力与言语康复学专业

华东师范大学康复科学系教育康复学专业

中国教育技术协会教育康复专业委员会

中国残疾人康复协会语言障碍康复专业委员会

中国优生优育协会儿童脑潜能开发专业委员会

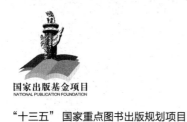

国家出版基金项目
NATIONAL PUBLICATION FOUNDATION

"十三五"国家重点图书出版规划项目

医学·教育康复系列

黄昭鸣　总 主 编

杜晓新　孙喜斌　刘巧云　副总主编

儿童构音治疗实验实训

张梓琴　葛胜男　张　青　著

Experiments and Practices in Articulation
Therapy for Children

南京师范大学出版社
NANJING NORMAL UNIVERSITY PRESS

图书在版编目（CIP）数据

儿童构音治疗实验实训 / 张梓琴，葛胜男，张青著
. —南京：南京师范大学出版社，2021.3
（医学·教育康复系列 / 黄昭鸣总主编）
ISBN 978-7-5651-4799-9

Ⅰ.①儿… Ⅱ.①张… ②葛… ③张… Ⅲ.①儿童语
言—语言障碍—治疗学 Ⅳ.① R767.92

中国版本图书馆 CIP 数据核字（2021）第 038686 号

丛 书 名	医学·教育康复系列
总 主 编	黄昭鸣
副总主编	杜晓新　孙喜斌　刘巧云
书　　名	儿童构音治疗实验实训
作　　者	张梓琴　葛胜男　张青
策划编辑	徐　蕾　彭　茜
责任编辑	高　珏
出版发行	南京师范大学出版社
地　　址	江苏省南京市玄武区后宰门西村 9 号（邮编：210016）
电　　话	（025）83598919（总编办）　83598412（营销部）　83373872（邮购部）
网　　址	http://press.njnu.edu.cn
电子信箱	nspzbb@njnu.edu.cn
照　　排	南京凯建文化发展有限公司
印　　刷	南京爱德印刷有限公司
开　　本	787 毫米 ×1092 毫米　1/16
印　　张	11.5
字　　数	188
版　　次	2021 年 3 月第 1 版　2021 年 3 月第 1 次印刷
书　　号	ISBN 978-7-5651-4799-9
定　　价	46.00 元

出 版 人　张志刚

回顾我国言语听觉康复、教育康复行业从萌芽到发展的 22 年历程，作为一名亲历者，此时此刻，我不禁浮想联翩，感慨万千。曾记得，1996 年 11 月，我应邀在美国出席美国言语语言听力协会（ASHA）会议并做主题报告，会后一位新华社驻外记者向我提问："黄博士，您在美国发明了 Dr.Speech 言语测量和治疗技术，确实帮助欧洲、巴西、中国香港及一些发展中国家和地区推进了'言语听觉康复'事业的发展，您是否能谈谈我们祖国——中国内地该专业的发展情况？"面对国内媒体人士的热切目光，我竟一时语塞。因为我很清楚，当时，言语听觉康复专业在内地尚处一片空白。没有专家，不代表没有患者；没有专业，不代表没有需要。在此后的数天内，该记者的提问一直在耳畔回响，令我辗转反侧，夜不能寐。

经反复思量，我做出了决定：立即回国，用我所学所长，担当起一个华人学子应有的责任。"明知山有虎，偏向虎山行"，哪管他前路漫漫、困难重重。我满怀一腔热忱，坚定报国的决心——穷毕生之力，为祖国言语听觉康复的学科建设，为障碍人群的言语康复、听觉康复、教育康复事业尽自己的一份绵薄之力。

如今，我回国效力已 22 载，近来，我时常突发奇想：如果能再遇到当年的那位记者，我一定会自豪地告诉他，中国内地的言语听觉康复、教育康复事业已今非昔比，正如雨后春笋般繁茂、茁壮地成长……

20 多年的创业，历尽坎坷，饱尝艰辛。但我和我的团队始终怀着"科学有险阻，苦战能过关"的信念，携手奋进，在学科建设、人才培养、科学研究与社会服务、文化传承与创新等方面取得了众多骄人的成绩。2004 年，华东师范大学在一级学科教育学下创建了"言语听觉科学专业"。2009 年，成立了中国内地第一个言语听觉康复科学系，同年，建立了第一个言语听觉科学教育部重点实验室。2012 年 9 月，教育部、中央编办等五部委联合下发《关于加强特殊教育教师队伍建设的意见》（教师〔2012〕12 号），文件提出："加强特殊教育专业建设，拓宽专业领域，扩大培养规模，满足特殊教育事业发展需要。改革培养模式，积极支持高等师范院校与医学院校合作，促进学科交叉，培养具有复合型知识技能的特殊教育教师、康复类专业技术人才。"经教育部批准，2013年华东师范大学在全国率先成立"教育康复学专业"（教育学类，专业代码040110TK）。

2020年华东师范大学增设"听力与言语康复学专业"（医学类，专业代码101008T），这是华东师范大学开设的首个医学门类本科专业。听力与言语康复学专业旨在通过整合华东师范大学言语听觉科学、教育康复学、认知心理学、生命科学等学科领域的优质师资力量，建设高品质言语语言与听觉康复专业，培养适应我国当代言语语言听觉康复事业发展需要的，能为相关人群提供专业预防、评估、诊断、治疗与康复咨询服务的复合型应用人才，服务"健康中国"战略。

一门新学科的建立与发展，必然面临许多新挑战，这些挑战在理论和临床上都需要我们一起面对和攻克。据2011年全国人口普查数据显示，我国需要进行言语语言康复的人群高达3000多万。听力与言语康复专业立足言语听力障碍人群的实际需求，秉持"医工结合、智慧康复"的原则，紧跟国际健康理念的发展，以世界卫生组织提出的《国际疾病分类》（ICD）和《国际功能、残疾和健康分类》（ICF）理念为基础，构建听力与言语康复评估和治疗标准，为医院康复医学科及临床各科，诸如神经内科、耳鼻咽喉头颈外科、儿科、口腔科等伴随言语语言听力障碍的人群提供规范化的康复治疗服务。最令我感到自豪的是：2013年，我们研究团队申报的"言语听觉障碍儿童康复技术及其示范应用"科研成果，荣获上海市科学技术奖二等奖。

教育康复学专业是我国高等教育改革的产物，它不仅符合当前"健康中国"的发展思路，符合特殊教育实施"医教结合、综合康复"的改革思路，而且符合新形势下康复医学、特殊教育对人才培养的需求。专业的设置有助于发展医疗机构（特别是妇幼保健系统）的康复教育模式，更有助于发展教育机构（特别是学前融合教育机构）的康复治疗模式。2015年，我们研究团队申报的"基于残障儿童综合康复理论的康复云平台的开发与示范应用"科研成果，再次荣获上海市科学技术奖二等奖。

在新学科建设之初，我们就得到各级政府与广大同仁的大力支持。2013年，教育部中国教师发展基金会筹资680万元，资助听力与言语康复学和教育康复学专业建设。本丛书既是听力与言语康复学和教育康复学专业建设的标志性成果，也是华东师范大学、上海中医药大学等研究团队在20多年探索实践与循证研究基础上形成的原创性成果，该成果集学术性、规范性、实践性为一体。丛书编委会与南京师范大学出版社几经磋商，最终确定以"医学·教育康复"这一跨学科的新视野编撰本套丛书。作为"十三五"国家重点图书出版规划项目，本套丛书注重学术创新，体现了较高的学术水平，弥补了"医学·教育康复"领域研究和教学的不足。我相信，丛书的出版对于构建中国特色的"医学·教育康复"学科体系、学术体系、话语体系等具有重要价值。

全套丛书分为三大系列，共22分册。其中："理论基础系列"包括《教育康复学概论》《嗓音治疗学》《儿童构音治疗学》《运动性言语障碍评估与治疗》《儿童语言康复学》《儿童认知功能评估与康复训练》《情绪与行为障碍的干预》《儿童康复听力学》《儿童运动康复学》9分册。该系列以对象群体的生理、病理及心理发展特点为理论基础，分别阐述其在言语、语言、认知、听觉、情绪、运动等功能领域的一般发展规律，系统介绍评估原理、内容、方法和实用的训练策略。

"标准、实验实训系列"为实践应用部分，包括《ICF言语功能评估标准》《综合康复实验》《嗓音治疗实验实训》《儿童构音治疗实验实训》《运动性言语障碍治疗实验实训》《失语症治疗实验实训》《儿童语言治疗实验实训》《普通话儿童语言能力临床分级评估指导》《认知治疗实验实训》《情绪行为干预实验实训》10分册。该系列从宏观上梳理残障群体教育康复中各环节的标准和实验实训问题，为教育工作者和学生的教学、实践提供详细方案，以期为"医学·教育康复"事业的发展拓清道路。该系列经世界卫生组织国际分类家族（WHO-FIC）中国合作中心下的中国言语听觉康复科学与ICF应用研究院授权，基于ICF框架，不仅在理念上而且在实践上都具有创新性。该系列实验实训内容是中国言语康复对标国际，携手全球同行共同发展的标志。

"儿童综合康复系列"为拓展部分，包括《智障儿童教育康复的原理与方法》《听障儿童教育康复的原理与方法》《孤独症儿童教育康复的原理与方法》3分册。该系列选取最普遍、最典型、最具有教育康复潜力的三类残障儿童，根据其各自的特点，整合多项功能评估结果，运用多种策略和方法，对儿童实施协调、系统的干预，以帮助残障儿童实现综合康复的目标。各册以"医教结合、综合康复"理念为指导，注重原理与方法的创新，系统介绍各类残障儿童的特点，以综合的、融合的理念有机处理各功能板块之间的关系，最终系统制订个别化干预计划，并提供相关服务。

在丛书的编写过程中，我们始终秉承"言之有据、操之有物、行之有效"的学科理念，注重理论与实践相结合、康复与教育相结合、典型性与多样性相结合，注重学科分领域的互补性、交叉性、多元性与协同性，力求使丛书具备科学性、规范性、创新性、实操性。

本套丛书不仅可以作为"医学类"听力与言语康复学、康复治疗学等专业的教材，同时也可以作为"教育学类"教育康复学、特殊教育学等专业的教材；既可供听力与言语康复学、康复治疗学、教育康复学、特殊教育学、言语听觉康复技术等专业在读的专科生、本科生、研究生学习使用，也可作为医疗机构和康复机构的康复治疗师、康复医师、康复教师和护士的临床工作指南。本套丛书还可作为言语康复技能认证的参考书，包括构音 ICF-PCT 疗法认证、言语嗓音 ICF-RFT 疗法认证、孤独症儿童 ICF-ESL 疗法认证、失语症 ICF-SLI 疗法认证等。

全体医疗康复和教育康复的同仁，让我们谨记："空谈无益，实干兴教。"希望大家携起手来，脚踏实地，求真务实，为中国康复医学、特殊教育的美好明天贡献力量！

博士（美国华盛顿大学）

华东师范大学中国言语听觉康复科学与 ICF 应用研究院院长

华东师范大学听力与言语康复学专业教授、博导

华东师范大学教育康复学专业教授、博导

2020 年 7 月 28 日

前　言

　　《儿童构音治疗实验实训》属于《医学·教育康复系列》中"标准、实验实训"系列中的一本，本书主要致力于学生儿童构音治疗临床实践能力的培养，从 ICF 框架下的构音功能评估和治疗的角度出发，侧重于采用案例教学的模式，帮助学生将前期所学的构音治疗相关理论知识融会贯通，为学生进入学校、医疗、民政、残联等教育和康复机构开展儿童构音治疗的临床工作奠定良好的基础。本书适用于教育康复学专业、听力与言语康复学专业、康复治疗学专业、特殊教育学专业等本科生和研究生教学，也可供康复医师、康复治疗师、特殊学校教师，以及临床医师（儿科、儿保科等）、护士等阅读参考。

　　构音障碍是指由于构音器官的运动异常或未理解目标音位的发音特征等造成的声韵调异常。临床实践中，诸多类型障碍儿童均可能表现出构音障碍，如听力障碍、智力障碍、脑瘫、腭裂等。而构音障碍的存在，干扰了这些障碍儿童与他人的有效沟通，阻碍了其认识和探索世界的步伐，并进一步影响了其他各项能力如语言、认知等的发展。而由于不同病因造成构音障碍的表现和康复重点、难点不同且个体差异较大，因此，在儿童构音治疗中，评估个体构音功能损伤程度，制订针对性的康复训练计划与方案，针对个体的情况开展个别化康复治疗并监控康复疗效均是一名合格的治疗师应具备的专业技能。

　　本书以 ICF 标准为指导，依据 ICF 应用的康复循环，依次分章节讲解儿童构音功能的评估—治疗—监控—评价这一康复周期，并通过典型案例示范对整个康复治疗过程进行直观阐述。《儿童构音治疗实验实训》共分为四大章节：第一章为绪论部分，主要阐述儿童构音治疗实训的目的、要求和儿童构音治疗的规范化流程，并对儿童构音治疗中可借助的有效工具和设备进行了简单介绍；第二章主要讲述 ICF 框架下的儿童构音功能评估，首先对儿童构音功能精准评估的方法和流程进行详细讲解，然后介绍 ICF 框架下构音功能评估限定值的转换和构音治疗计划的制订；第三章主要从三个层面出发对 ICF 框架下的儿童构音治疗及效果监控进行阐述，首先具体讲解儿童构音治疗的实施和实时监控的开展，然后讲述短期目标监控的开展及其临床意义，最后介绍儿童构音疗效的评价；第四章则是通过案例分析的形式具体阐述如何针对常见障碍儿童（发育迟缓儿童、听障儿童、脑瘫儿童、腭裂儿童）进行构音功能评估、治疗和监控的具体过程。

各位编写人员分工如下：第一章为张梓琴、葛胜男，第二章为张梓琴，第三章为张梓琴、张青，第四章为张梓琴、葛胜男。本书在定稿过程中非常荣幸地得到了黄昭鸣教授、刘巧云副教授等的悉心指导与斧正。

本书即将付梓之际，我们不仅感谢《医学·教育康复系列》丛书总主编黄昭鸣教授和南京师范大学出版社有关领导、同志的支持与厚爱，还感谢《儿童构音治疗实验实训》的各位编写人员辛勤的努力。另外，感谢美国泰亿格公司（Tiger DRS, Inc.）、上海慧敏医疗器械有限公司对本项目的技术支持，本书中使用的实验设备均来自以上单位。感谢上海小小虎康复中心对 ICF 儿童构音功能参考标准制定和临床实践的指导。由于作者水平有限，本书的不当之处，还望有关专家同仁多提宝贵意见！

张梓琴

2020 年 3 月 19 日

目 录

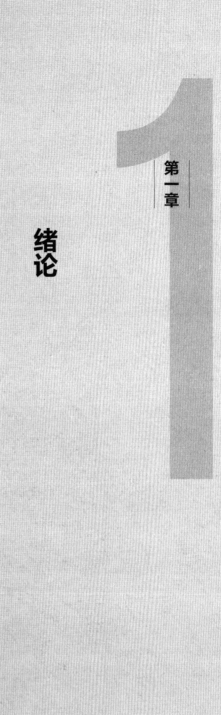

第一章

绪论

本书旨在为临床儿童构音治疗提供参考，为培养教育康复或言语语言康复领域的专业人才奠定基础。因此本章首先对儿童构音治疗实验实训的目标、内容和要求进行具体阐述，以帮助相关专业落实具体的儿童构音治疗实训安排；然后对儿童构音治疗的规范化流程、康复团队和康复形式以及常用的儿童构音治疗工具进行介绍，明确本书的框架，为更好地开展后续章节的学习做好铺垫。

儿童构音治疗实验实训的目标及内容

儿童构音治疗实验实训旨在完善教育康复专业或言语语言康复专业实践教学体系，使专业理论教学与临床实践紧密联系，系统、全面地培养专业的教育康复或言语语言康复人才。

一、儿童构音治疗实验实训的目标

临床实践中，诸多障碍类型儿童均可能表现出构音障碍，如听力障碍、智力障碍、脑瘫、腭裂等。构音障碍是指由于构音器官的运动异常或未理解目标音位的发音特征等原因造成的声韵调异常。由于不同病因造成构音障碍的表现和康复重点、难点不同。因此，在儿童构音治疗中，评估个体构音功能损伤程度，制订针对性的康复训练计划与方案，针对个体的情况开展个别化康复治疗、监控康复疗效是一名合格的康复师应具备的专业技能。

教育康复或言语语音康复专业人才应具备扎实的理论知识、良好的人文素质，既强调技术操作能力，又强调良好的技术能力基础；既能满足日常康复治疗技术工作的要求，又具备进一步发展所需的能力。因此，儿童构音治疗实验实训不但要求学生熟练掌握临床技能，更重要的是培养学生临床思维。儿童构音治疗实验实训的总体目标如下。

第一，培养学生的职业道德素养、专业态度和良好的专业动机，积极的交流和学习态度，能够耐心细致地开展康复服务，具有批判性思维，并培养学生分析问题、解决问题的能力，培养其较强的逻辑推理技巧，整体推进专业训练。

第二，夯实学生专业技能，为未来工作中实现医教结合的教育模式奠定扎实的技能基础。逐步培养学生针对特殊儿童或其他构音障碍人群独立开展个别化构音康复治疗的能力。通过实训教学，学生能够在实践中恰当地运用儿童构音治疗的理论及操作技术，独立完成对不同障碍类型儿童的构音功能的评估，并制订合理的治疗方案及实施有效的治疗。熟悉康复流程，能够解决患者存在的问题并制订治疗计划，评估治疗过程和服务成效，在临床实践中获得初步临床经验。

第三，提高学生灵活应用专业知识的能力，能针对不同个案在康复进程中的临床表现，运用所学过的专业知识分析个案具体的障碍表现，对其进行恰当的解释和说明，有寻找问题、查证疑问和最大限度自我学习的主动性，用有效和及时的方式组织、开展工作。

二、儿童构音治疗实验实训的内容

（一）实验实训课程框架及主要内容

儿童构音治疗实验实训内容主要包括儿童构音功能评估与治疗计划制订技能、针对不同构音障碍程度和表现的儿童开展儿童构音治疗技能及康复效果监控与疗效评价技能等方面内容。课程设置力求实现实训项目系列化、规范化，涵盖儿童构音治疗实践教学中的主要技能，重在突出教学的实践性、开放性和职业性，让学生在反复实践中提高综合能力，养成良好的职业素养。课程内容主要体现在对康复治疗技术岗位的职业素质和职业能力的培养，课程主要内容如图 1-1-1 所示。

1. 儿童构音功能评估与治疗计划制订

对特殊儿童开展构音功能评估，既包括对儿童的构音功能进行问诊与观察的主观评价，也包括通过标准化评估材料对儿童的构音功能进行精准评估与《国际功能、残疾和健康分类》（简称 ICF）言语功能评估标准。具体内容可参照本书第二章。评估可使康复师全面地掌握儿童构音功能状

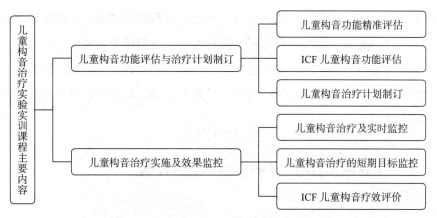

图 1-1-1　儿童构音治疗实验实训课程主要内容

况，了解儿童构音障碍的类型与损伤程度，为后续儿童构音治疗提供依据。

儿童构音治疗计划的制订，是开展儿童构音治疗的基础。制订儿童构音治疗计划时，应全面综合地分析儿童构音功能精准评估结果，确定儿童的构音问题，并在治疗计划中选择合适的治疗方法。除此之外，康复目标的设定也是治疗计划制订中很重要的一部分，依据 ICF 言语功能评估标准，我们可以客观地了解到当前儿童构音功能的损伤程度，并合理地设置康复目标，通过目标管理确保儿童构音治疗按计划、有步骤、有成效地开展。

2. 儿童构音治疗实施及效果监控

儿童构音治疗主要通过个别化康复形式开展。儿童构音治疗应根据构音能力评估结果针对未习得的声母音位按照正常儿童声母音位习得的顺序开展训练，以声母构音训练为主线，同时结合韵母构音训练，针对未习得的声母音位依次进行音位诱导、音位习得、音位对比训练。音位诱导训练重点在于帮助儿童掌握未习得音位的发音部位和方式，初步诱导出未习得的音位；音位习得训练则通过大量的练习材料巩固发音，将诱导出的音位进行类化；音位对比训练是将最小音位对提取出来进行的专门的强化训练，用来进一步巩固新习得的声母音位。在音位习得和音位对比训练中根据儿童能力情况结合言语支持、语音自反馈和重读治疗以针对语速和语调开展治疗，为连贯自然的语音奠定基础。具体内容可参照本书第四章。

儿童构音治疗实施过程中的实时监控，可帮助康复师及时了解每一次康复训练后个体的进步情况，检验每一次康复治疗的效果。开展一段时间儿童构音治疗后应及时开展短期目标监控，以帮助康复师及时调整康复方案。另外，在一个阶段治疗计划实施过程中，可根据患者能力情况和训练进展再次进行构音功能评估以进行构音治疗的疗效评价。短期目标监控和疗效评价可用以检验康复治疗的中、长期目标的达成情况。具体内容见本书第四章。

（二）开展儿童构音治疗实验实训的原则

1. 实践性

儿童构音治疗实验实训以"医教结合、综合康复"为指导思想，重在培养学生的儿童构音治疗临床实践技能，帮助学生将理论知识转化为实践能力。为实现这一目的，按照儿童构音康复治疗临床实践中的工作流程来组织教学内容，涵盖了儿童构音治疗临床工作的以下主要技能要点：问诊与个案信息搜集、构音功能评估、治疗方案制订、治疗方案实施与治疗效果监控。此外，本书还通过案例示范展现了构音障碍的典型个案资料，帮助学生更为直观具体地认识儿童构音治疗临床工作示例，切实提高实践技能。

2. 科学性

儿童构音治疗实验实训以精准评估、有效训练为指导思想，以儿童构音障碍的特征为依据，旨在让学生掌握科学系统的评估和治疗方法。另外，为与国际康复发展趋势相接轨，引入了 ICF 理念与框架，介绍了如何在临床实践中针对患者的构音障碍选择恰当的 ICF 核心分类组合并具体讲解了如何按照基于 ICF 的康复周期来进行儿童构音的功能评估、治疗计划制订、康复治疗和疗效评价。ICF 是世界卫生组织应用于健康和康复领域的分类系统，其最终目的是要建立统一的、标准化的术语系统，以对健康和康复状况的结果进行分类提供参考性的理论框架。基于 ICF 框架下的儿童构音治疗实验实训，可帮助学生掌握儿童构音治疗的科学性、系统性、规范性流程和思路。

3. 前沿性

互联网技术和电子信息技术的快速发展对于康复技术、康复方法、康复形式等的更新换代提出了新的需求。现代化康复设备及康复云平台的运用可以全面整合儿童构音治疗素材，可减轻康复师的负担，迎合更多患者的康复需求，另外也能充分调动儿童患者主动参与的兴趣，丰富康复形式，从而提升康复效率。因此儿童构音治疗实验实训中纳入了康复新技术、新手段的实践操作技能教学。

（三）儿童构音治疗实验实训的要求

对儿童进行音位诱导、音位习得、音位对比的训练，帮助障碍儿童掌握未习得的音位，改善构音器官的运动能力，全面提升障碍儿童的构音清晰度，最大限度地降低构音障碍对障碍儿童生活的影响。

第一，了解不同障碍类型患者的构音障碍表现，对不同类型障碍患者进行构音功能评估和分析，制订构音治疗计划，设定治疗目标。

第二，根据构音功能评估结果制订治疗计划，针对不同类型障碍患者开展个别化构音康复治疗。

第三，按照见实习时间安排、内容和要求完成见实习任务。

儿童构音治疗规范化流程

《国际功能、残疾和健康分类》（以下简称 ICF）是由世界卫生组织（WHO）通过的在国际上广泛应用的分类标准，目前正被逐步应用于康复治疗临床实践，儿童构音治疗也应该以 ICF 标准为指导，遵循 ICF 应用的康复循环的流程来开展。

在开展儿童构音治疗之前应首先进行儿童语言治疗（具体可参见《儿童语言治疗实训教程》），治疗一段时间后通过词语理解能力评估确保儿童具备一定的词语理解能力（名词理解达到 60%），再通过测量最长声时（MPT）、最大数数能力（MCA）和言语基频（F_0）确保儿童具有一定的发声控制能力后再开始开展儿童构音治疗（如图 1-2-1 所示）。

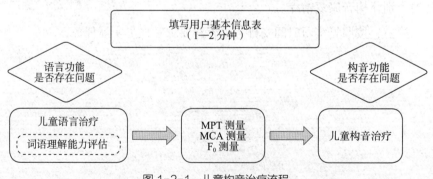

图 1-2-1　儿童构音治疗流程

儿童构音治疗必须按照规范化的操作流程进行，这样才能使实际工作有章可循，如图 1-2-2 所示，儿童构音治疗的整个过程就是依据 ICF 应用的康复循环，通过评估 Assessment（A）—治疗 Therapy（T）—监控 Monitor（M）—评价 Evaluation（E）这样一个循环过程来完成的。

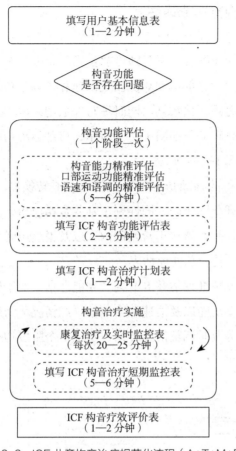

图 1-2-2 ICF 儿童构音治疗规范化流程（A+T+M+E）

一、构音治疗规范化流程简介

（一）填写基本信息

进行构音语音治疗之前，康复师首先进行患者基本信息的收集，包括年龄、性别、相关病史及治疗状况、是否接受过康复治疗及治疗情况、有无其他疾病史、言语情况等。

（二）ICF 构音功能评估

首先，经过快速筛查，康复师可初步判定患者是否存在构音问题，然后通过对构音能力、口部运动功能以及语速和语调进行精准评估，获得儿童构音功能的主客观评估数据，同时填写评估记录表。其中构音能力精准评估之快速评估跳转流程如图 1-2-3 所示，口部运动功能精准评估之快速评估跳转流程如图 1-2-4 所示。

其次，将测得的各项指标的数据输入 ICF 转换器，与对应的参考标准值进行对比，即与同年龄、同性别正常儿童相应指标的参考标准值进行比较，确定该指标是否落在正常范围内，以及得出患者各项功能的损伤程度，同时填写 ICF 构音功能评估表。

通过构音功能精准评估及 ICF 构音功能评估，便于康复师明确患者构音能力、口部运动功能以及语速和语调的详细情况，为后续制订构音治疗计划提供依据。为及时调整治疗计划，建议每个阶段均进行一次构音功能精准评估。

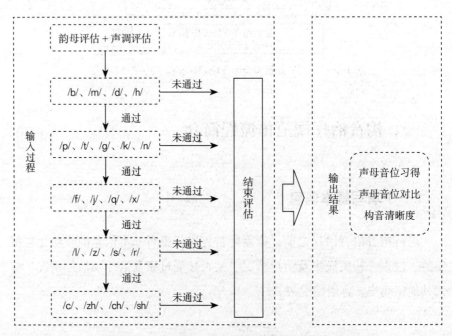

图 1-2-3　构音能力精准评估之快速评估跳转流程

构音能力精准评估之快速评估跳转条件如下。

通过：首先进行主要韵母音位（/i、u、ɑ、ü/）和声调的评估，然后依次进行每一阶段声母音位的评估。每一阶段目标音全部正确（目标音发三次，两次或三次发对即为正确）即可进入下一阶段评估。

未通过：若某阶段声母音位未全部正确，则结束评估。

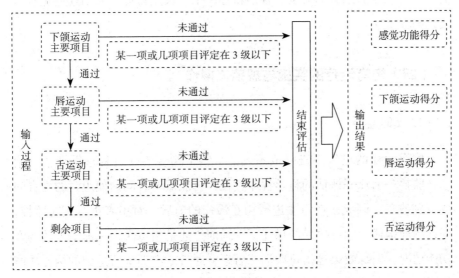

图 1-2-4　口部运动功能精准评估之快速评估跳转流程

口部运动功能精准评估之快速评估跳转条件如下。

通过：某一构音器官（下颌、唇、舌）运动功能的主要评估项目须达到每个项目评定均在 3 级及以上可进入下一个构音器官的评估；主要评估项目均通过后，可根据患者能力选择进行剩余项目的评估。

下颌运动功能的主要评估项目包括：向下运动、向上运动和上下连续运动。

唇运动功能的主要评估项目包括：展唇运动、圆唇运动、圆展交替运动和唇闭合运动。

舌运动功能的主要评估项目包括：舌尖上舔齿龈、舌尖上舔硬腭、舌尖前后交替、舌尖上下交替、舌前部上抬模式和舌后部上抬模式。

未通过：若某一构音器官（下颌、唇、舌）运动功能的主要评估项目中某一项或几项项目评定在 3 级以下时，则结束评估。

（三）ICF 构音治疗计划

康复师在诊断明确患者构音障碍程度的基础上，制订相应的构音治疗计划。每个患者的治疗计划都是根据其构音障碍的程度和原因制订的有针对性的计划，该治疗计划包括构音治疗的主要任务、治疗方法、实施计划的人员、治疗前患者的程度、预期目标（中、长期目标）及治疗后患者所达到的程度等。

（四）构音治疗的实施与规范化操作

1. 实时监控

构音治疗的过程不是一成不变的，整个构音治疗过程遵循评估—治疗—监控—治疗—评估的科学程序，在尽可能短的时间内使患者的构音问题得到改善。因此，在每次进行构音治疗的前后，对患者进行实时监控，即训练前描述及训练效果的描述。训练前描述是指每次训练前患者的构音功能情况，训练效果是指每次训练后患者通过一次训练所达到的构音功能情况，通过训练前描述与训练效果的对比能更为客观地掌握患者一次训练对构音功能的改善情况，通过对连续几次训练效果的对比能直观地掌握患者的进步情况。在实际进行实时监控的过程中，通常可以将上一次训练效果的情况作为后一次训练前的描述，缩减每次训练用于实时监控的时间。

2. 康复治疗

康复师在实施临床康复训练时，需要根据患者的实际情况，将多种治疗方法及康复手段进行有机结合，以便在有效时间内让患者得到最有针对性的治疗，获得最佳的康复效果。

3. 短期目标监控

构音治疗过程中，康复师会根据患者的具体情况设立康复目标，通常包括长期目标与短期目标，康复师通过构音功能精准评估对长期目标进行监控和通过实时监控对每次训练情况进行监控，而短期目标监控则通常在3—5次训练后进行，具体监控时间视患者的情况而定。短期目标监控的指标与 ICF 构音功能评估的指标一致，对构音能力、口部运动功能进行定量评估，通过 ICF 转换器得到患者的损伤程度。

（五）构音疗效评价

构音康复治疗开始前会对患者进行精准评估，得到患者各项功能的损伤程度与长期目标值，同时也作为疗效评价中初期评估的损伤程度与目标值；当执行治疗计划一段时间后，康复师将再次对患者进行构音功能精准评估，并将此次构音功能评估结果作为患者中期评估的结果。同时对初期与中期评估结果，即对初期与中期的疗效评价进行对比，判断是否达成长期目标并监控治疗效果，这便于康复师进行构音治疗计划和训练目标的调整。而末期评估则是在患者即将结束所有康复训练时进行的，评价患者当前构音功能整体的情况，判断是否达到患者及其家属所预期的目标。根据患者情况和训练安排也可仅进行末期评估。

二、康复团队和康复形式简介

（一）个别化康复

针对存在中度或重度构音障碍的患者主要以个别化康复为主，一般由 1 名中级（或高级）康复师针对 1 名患者进行一对一的康复治疗。

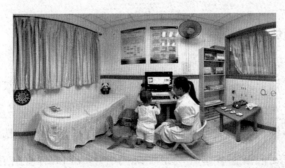

图 1-2-5　个别化康复（一对一），1 台主设备（全功能）

（人员组成：1 个中级康复师、1 个中度或者重度患者）

（二）小组康复（异质）

对于存在中度构音障碍的患者来说，还可接受小组康复治疗，一般由3—4名患者组成一个康复小组，也可根据实际情况进行增减。小组康复团队主要由1名中级（或高级）康复师、1名基层（或初级）康复师、3—4名（与小组患者人数相同）实习生（或新手康复师）、3—4名（与小组患者人数相同）家长以及1名引导员组成。

中级康复师负责针对康复小组内所有患者进行精准评估、制订构音语音治疗计划，并进行构音语音疗效评价。

基层康复师负责指导实习生（或新手康复师）实施康复训练，并针对康复小组内所有患者进行康复短期目标监控。

实习生（或新手康复师）针对康复小组内的某患者实施一对一的康复训练，并进行实时监控。

引导员负责引导家长和患者根据治疗安排进入相应的治疗室。

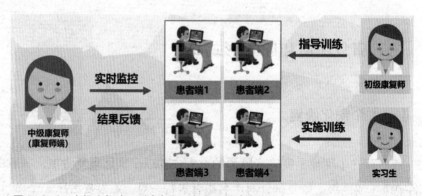

图 1-2-6　小组康复（一对多），1 台主设备（全功能），N 台设备（部分功能）

（三）团体康复（异质、同质）

对于轻度构音障碍患者来说，团体康复可作为一种有效的康复形式，尤其对于康复人员较为缺乏的康复机构来说，团体康复可作为一种主要的康复形式。一般可由1名初级康复师面向多名轻度患者及其家长来开展，初级康复师主要根据患者情况确定训练内容生成扫码作业并指导患者家长实施康复训练的方式方法，患者家长则通过康复学习机扫码获得训练内容并按照康复师的指导来具体实施康复训练。在康复过程中初级康复师可随时帮助家长解决所遇到的问题。

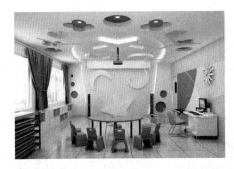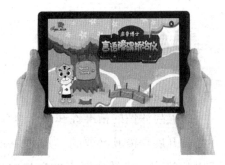

a. 团体康复　　　　　　　　　　　b. 康复学习机

图 1-2-7　团体康复（扫码，一对多），N 个康复学习机（扫码作业）

（四）床旁康复

对于同时伴随肢体运动障碍的患者来说，可进行床旁康复。而床旁康复则主要由患者家长借助康复学习机扫码获得训练内容并按照康复师的要求来实施训练。

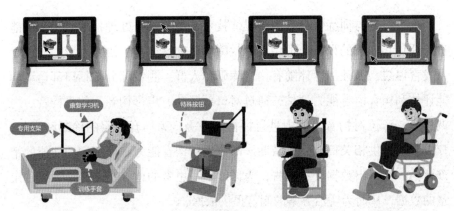

言语矫治+床边康复　　言语矫治+坐姿矫正椅　　言语矫治+轮椅　　言语矫治+物理治疗

图 1-2-8　床旁康复（扫码）

儿童构音治疗的常用工具

为提高评估的精准性和治疗的有效性，仪器设备及辅具对于儿童构音治疗的开展是极其必要的。儿童构音治疗设备属于医用康复产品，可应用于医疗机构、民政残联系统和特殊教育学校等，不仅应注重设备的有效性，还应强调使用的安全性。本节主要介绍几款符合国家医疗器械产品市场准入审查规定、获得《中华人民共和国医疗器械注册证》的儿童构音治疗设备，包括构音测量与训练仪、言语障碍矫治仪以及 ICF 转换器。

一、构音测量与训练仪

构音测量与训练仪是利用多媒体技术、数字信号处理技术对构音功能进行评估和训练的设备，适用于听觉障碍、脑性瘫痪、语言发育迟缓、智力发育迟缓、孤独症等伴随有构音障碍的人群。测量部分包括口部运动功能评估和构音语音能力评估，通过对口部运动、声母构音、韵母构音、声调构音、音位对构音等能力进行评估和检测，为构音障碍的诊断和康复、疗效监控提供相关信息。可借助该部分进行构音能力和口部运动功能的精准评估，并得出数据分析报告，为详细填写患者的构音功能评估表提供定量的数据，从而为矫治方案的制订提供依据。

构音能力评估中，可得到声母音位习得和音位对比的结果以及构音清晰度的得分。在口部运动功能评估中，可进行口部感觉功能、下颌运动功能、唇运动功能和舌运动功能等多个评估子项目的评估，每个评估的子项目都根据构音器官运动障碍的不同程度，将其按由重到轻的顺序分成 0—4级，可评估患者口部感觉和下颌、唇、舌等构音器官运动功能的情况。

构音能力训练中，有口部运动治疗、构音运动治疗和构音语音训练三个部分。

1. 口部运动治疗

口部运动治疗是多数患者构音功能训练的起点，主要目的在于提高构音器官运动的灵活性、稳定性、协调性及准确性，为日后清晰的构音奠定生理基础。

2. 构音运动治疗

构音运动治疗是口部运动治疗顺利过渡到构音语音治疗的必经之路。它的主要目的是通过选择特定的词，有目的地促进构音器官的精细分化，为构音语音训练奠定良好的训练基础。构音运动治疗主要借助重读治疗的形式进行，包括下颌韵母练习、唇韵母练习、舌韵母练习、唇声母练习、舌声母练习。

3. 构音语音训练

构音语音训练循序渐进地强化汉语言中 21 个声母的发音，均以可爱的卡通图片或简单的游戏形式体现，由简到难，以提高患者声韵组合的构音清晰度，包括音位诱导、音位习得、音位对比和音位强化。

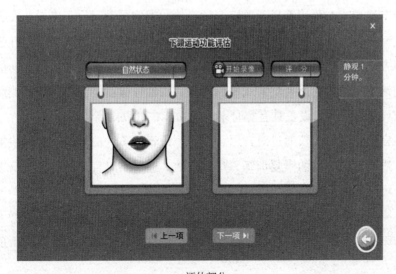

a. 评估部分

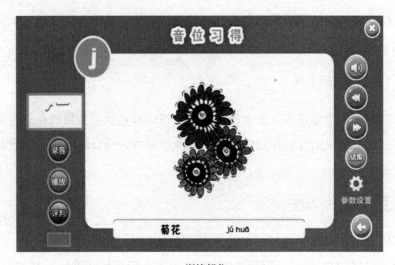

b. 训练部分

图 1-3-1　构音测量与训练仪

二、言语障碍矫治仪

言语障碍矫治仪是一款应用范围极为广泛的，融实时治疗与视听反馈技术为一体的言语矫治设备，为各类言语异常的矫治提供了有效的手段。它可以提供 75 个实时的并可以激发言语产生的声控卡通游戏，以及 200 多个卡通游戏，为培养患者的综合发音能力奠定基础。由于患者在发音后能立刻获得动画形式的视觉反馈，所以他们对这种形式活泼、参与性强的训练方法特别感兴趣。对于言语治疗师来说，这是一个多用途的、功能独特的治疗工具。在患者玩游戏的同时，言语治疗师就能获得其特征曲线图和统计报告。这套设备具有实时录放的功能，可以提高治疗效果。

言语障碍矫治仪通过对言语、构音、语音、鼻音信号进行实时检测处理，进行言语障碍的康复训练、疗效监控。通过实时言语促进视听反馈技术，可开展以下训练。

第一，开展实时声音、音调、响度、起音、清浊音的感知及发音教育。

第二，开展言语呼吸、发声、共鸣、构音、汉语语音功能的视听反馈训练。

第三，开展言语呼吸、发声、共鸣障碍的促进治疗（常用 39 种）。

第四，采用单一被试技术对言语康复效果进行动态评估及全程监控，并根据汉语的言语功能评估标准提供个别化康复建议，对言语、构音、语音障碍的矫治提供相关信息，并进行相应的康复训练。

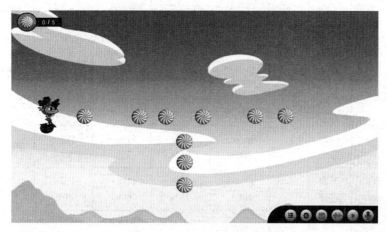

图 1-3-2　言语障碍矫治仪

三、ICF 转换器

ICF 转换器基于 ICF 核心分类组合将言语功能测量评估的结果进行标准化，对言语嗓音、构音语音、儿童语言、成人语言、认知等模块的定量测量及评估结果进行标准化等级转换，确定患者的言语、语言、认知功能损伤程度，并提供相关功能损伤的具体情况。

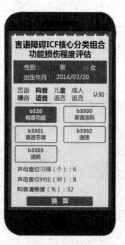

图 1-3-3　ICF 转换器

表 1-3-1 构音功能测量 ICF 功能损伤程度

领域	内容	测量参数	身体功能	无损伤	轻度损伤	中度损伤	重度损伤	完全损伤
				0	1	2	3	4
构音 4 岁	构音	声母音位习得	b320 构音功能	16—21	13—15	9—12	2—8	0—1
		声母音位对比		13—25	10—12	7—9	2—6	0—1
		……				……		
	口部感觉运动	口部感觉		96%—100%	76%—95%	51%—75%	5%—50%	0%—4%
		下颌运动		77%—100%	61%—76%	41%—60%	4%—40%	0%—3%
		……				……		
4 岁	5 岁	6 岁	7 岁	8 岁	9 岁	10 岁	11 岁	12 岁 ……

本书中，ICF 转换器主要用于对构音功能损伤进行标准化等级转换，基于 ICF 核心分类组合 b320 构音功能对患者的构音能力、口部运动功能进行损伤程度的判定，以及功能损伤的具体问题进行描述。

第二章

ICF 框架下的儿童构音功能评估

本章主要介绍如何在ICF框架下进行儿童构音功能评估。首先重点讲述儿童构音功能精准评估的方法和技术，然后讲解如何将构音功能精准评估结果转换为ICF限定值并得出ICF儿童构音功能评估表，最后对如何根据评估结果制订儿童构音治疗计划进行简单介绍。

儿童构音功能的精准评估

构音功能的精准评估主要包括构音能力精准评估、口部运动功能精准评估以及语速和语调的精准评估。针对初次就诊的患者，康复师应在进行精准评估之前收集患者的基本信息。

一、患者基本信息

通过询问家长患者的病史、家族史、康复史并查阅患者的相关诊断材料来收集患者的基本信息；与患者进行简单沟通会话，初步获得患者的能力情况，并填写患者基本信息表，如表 2-1-1 所示。

表 2-1-1　患者基本信息表示例

患者基本信息
姓　　名：　秦某某　　出生日期：　2013 年 6 月 1 日　　性别：☑男　　□女
检查者：　张某某　　评估日期：　2018 年 7 月 17 日　　编号：
类　　型：□智障　　　☑听障　　　□脑瘫　　　□孤独症　　　□发育迟缓
□失语症　　　　　　　□神经性言语障碍（构音障碍）
□言语失用症　　　　　□其他
主要交流方式：☑口语　□图片　□肢体动作　□基本无交流
听力状况：□正常　☑异常　听力设备：☑人工耳蜗　□助听器　补偿效果　最适
进食状况：　喜欢软食，不喜肉食。
言语、语言、认知状况：构音清晰度较差，构音能力处于第一阶段，说话一字一顿，声音较为沉闷。
口部触觉感知状况：弱敏，喜欢咬手指。

二、构音功能精准评估

（一）构音能力精准评估

构音能力评估采用黄昭鸣和韩知娟博士设计的评估词表来进行评估，该表主要用于评估患者清晰发音的能力，可评价21个声母及38对最小音位对的构音情况。测试材料包含52个单音节词，每一个词都有配套的图片，要求患者每个音发三遍。整个音节的发音时间及音节之间的间隔都约为1秒。为诱导出自发语音，康复师可以采用提问、提示或模仿的形式，要求患者说出该图片所表达的词。

测试完前21个词时，可根据患者能力情况选择是否进行后面的测试，若患者前21个词的正确数目超过一半可选择继续测试，若患者前21个词的正确数目低于一半则可选择结束本次测试。

在获得患者的语音后，应对其进行主观分析。主观分析法主要是通过评估者的听觉感知来判断患者构音的正误，记录3次发音中较为稳定的听觉感知结果。记录说明：正确记为"√"；歪曲记为"⊗"；遗漏记为"⊖"；替代记为实发音。

表2-1-2 音位习得评估记录表

序号	词	目标音	序号	词	目标音	序号	词	目标音	序号	词	目标音
1	包 bāo	b	14	吸 xī	x	i	27	壳 ké	k	40	一 yī	i
2	抛 pāo	p	15	猪 zhū	zh	28	纸 zhǐ	zh	41	家 jiā	ia
3	猫 māo	m	16	出 chū	ch	29	室 shì	sh	42	浇 jiāo	iao
4	飞 fēi	f	17	书 shū	sh	30	字 zì	z	43	乌 wū	u
5	刀 dāo	d	18	肉 ròu	r	31	刺 cì	c	44	雨 yǔ	ü

续表

序号	词	目标音	序号	词	目标音	序号	词	目标音	序号	词	目标音
6	套 tào	t	19	紫 zǐ	z	32	蓝 lán	an	45	椅 yǐ	i
7	闹 nào	n	20	粗 cū	c	33	狼 láng	ang	46	鼻 bí	i
8	鹿 lù	l	21	四 sì	s	34	心 xīn	in	47	蛙 wā	1
9	高 gāo	g	22	杯 bēi	b	35	星 xīng	ing	48	娃 wá	2
10	铐 kào	k	23	泡 pào	p	36	船 chuán	uan	49	瓦 wǎ	3
11	河 hé	h	24	稻 dào	d	37	床 chuáng	uang	50	袜 wà	4
12	鸡 jī	j　i	25	菇 gū	g	38	拔 bá	a	51	酪 lào	l
13	七 qī	q	26	哭 kū	k	39	鹅 é	e	52	入 rù	r

注：1、2、3、4 表示四个声调。

表 2-1-3　音位习得评估记录表示例

序号	词	目标音	序号	词	目标音	序号	词	目标音	序号	词	目标音
1	包 bāo	b √	14	吸 xī	x ⊗　i ⊗	27	壳 ké	k √	40	一 yī	i √
2	抛 pāo	p √	15	猪 zhū	zh ⊗	28	纸 zhǐ	zh ⊗	41	家 jiā	ia √
3	猫 māo	m √	16	出 chū	ch √	29	室 shì	sh s	42	浇 jiāo	iao ⊗
4	飞 fèi	f ⊗	17	书 shū	sh s	30	字 zì	z ⊗	43	乌 wū	u √

续表

序号	词	目标音	序号	词	目标音	序号	词	目标音	序号	词	目标音
5	刀	d	18	肉	r	31	刺	c	44	雨	ü
	dāo	t		ròu	⊗		cì	⊗		yǔ	√
6	套	t	19	紫	z	32	蓝	an	45	椅	i
	tào	√		zǐ	⊗		lán	√		yǐ	√
7	闹	n	20	粗	c	33	狼	ang	46	鼻	i
	nào	√		cū	⊗		láng	an		bí	√
8	鹿	l	21	四	s	34	心	in	47	蛙	1
	lù	⊗		sì	√		xīn	√		wā	√
9	高	g	22	杯	b	35	星	ing	48	娃	2
	gāo	—		bēi	√		xīng	in		wá	1
10	铐	k	23	泡	p	36	船	uan	49	瓦	3
	kào	—		pào	√		chuán	⊗		wǎ	1
11	河	h	24	稻	d	37	床	uang	50	袜	4
	hé	√		dào	t		chuáng	⊗		wà	√
12	鸡	j i	25	菇	g	38	拔	a	51	酪	l
	jī	q ⊗		gū	⊗		bá	√		lào	⊗
13	七	q	26	哭	k	39	鹅	e	52	入	r
	qī	√		kū	—		é	√		rù	⊗

注1：正确记为"√"；歪曲记为"⊗"；遗漏记为"—"；替代记为实发音。
注2：1、2、3、4表示四个声调。

1. 音位习得分析

将患者的年龄和音位习得结果与声母音位习得顺序进行对比，如表 2-1-4 所示，可以观察出患者当前本应习得却未习得的音位。正常儿童声母音位习得顺序，大约可分为五个阶段。表中的纵轴为 21 个声母音位，横轴为该音位的习得年龄，阴影底纹表示正常儿童中 90% 能正确发出目标音的年龄。对于儿童患者，康复过程强调遵循发育顺序的原则，即遵循正常儿童声母音位习得的顺序。

表 2-1-4　声母音位习得评估分析表

| | 声母 | 声母音位习得与否 | 错误走向 | 年龄 | | | | |
				2:7—2:12	3:1—3:6	3:7—3:12	4:1—5:12	6:1—6:6
								< 90%
第一阶段	b							
	m							
	d							
	h							
第二阶段	p							
	t							
	g							
	k							
	n							
第三阶段	f							
	j							
	q							
	x							
第四阶段	l							
	z							
	s							
	r							
第五阶段	c							
	zh							
	ch							
	sh							
声母音位习得个数				____ /（21 个）				

注：1. 阴影处表示正常儿童中 90% 能正确发出目标音的年龄。

　　2. 图中数字 ×:× 表示年龄为几岁几个月。

表 2-1-5 声母音位习得评估分析表示例

	声母	声母音位习得与否	错误走向	年龄				
				2:7—2:12	3:1—3:6	3:7—3:12	4:1—5:12	6:1—6:6
								< 90%
第一阶段	b	√						
	m	√						
	d		t	延迟 2 年				
	h	√						
第二阶段	p	√						
	t	√						
	g		⊖		延迟 1.5 年			
	k		⊖		延迟 1.5 年			
	n	√						
第三阶段	f		⊗			延迟 1 年		
	j		q			延迟 1 年		
	q	√						
	x		⊗			延迟 1 年		
第四阶段	l		⊗					
	z		⊗					
	s	√						
	r		⊗					
第五阶段	c		⊗					
	zh		⊗					
	ch	√						
	sh		s					
声母音位习得个数				9 / （21 个）				

注：1. 阴影处表示正常儿童中 90% 能正确发出目标音的年龄。

2. 图中数字 ×:× 表示年龄为几岁几个月。

3. 正确记为"√"；歪曲记为"⊗"；遗漏记为"⊖"；替代记为实发音。

2. 音位对比分析

根据音位习得的评判结果，可以完成音位对比能力评估记录表（如表 2-1-6 至表 2-1-24 所示），进一步考察汉语中 19 项音位对比、38 对最小音位对（包括 25 对声母音位对、10 对韵母音位对和 3 对声调音位对）的习得情况。通过最小音位对的比较，给出对比结果：若同一语音对中的两个音位均发音正确，则认为该语音对已经习得，记为 1 分；若同一语音对的两个音位中有一个音位发音错误，则认为该语音对未习得，记为 0 分。例如，语音对序号 1 中，/b/ 和 /p/ 若同时正确，则记为 1 分，若有一个错误则记为 0 分。（注意：符号 "*" 代表常见问题）

表 2-1-6　声母音位：送气塞音与不送气塞音评估记录（替代）

语音对序号	最小音位对比	卡片编号	目标音	实发音	对比结果	错误走向
1 双唇音	送气	2	p			□1 □2 □3
	不送气	1	b			
2 舌尖中音	送气	6	t			□1 □2 □3
	不送气	24	d			
3 舌根音	送气	26	k			□1 □2 □3
	不送气	25	g			

错误走向为 1. 送气化：送气音替代不送气音；2. 替代送气 *：不送气音替代送气音；3. 其他。

表 2-1-7　声母音位：送气塞擦音与不送气塞擦音评估记录（替代）

语音对序号	最小音位对比	卡片编号	目标音	实发音	对比结果	错误走向
1 舌面音	送气	13	q			□1 □2 □3
	不送气	12	j			
2 舌尖后音	送气	16	ch			□1 □2 □3
	不送气	15	zh			
3 舌尖前音	送气	31	c			□1 □2 □3
	不送气	30	z			

错误走向为 1. 送气化：送气音替代不送气音；2. 替代送气 *：不送气音替代送气音；3. 其他。

表 2-1-8　声母音位：塞音与擦音评估记录（替代）

语音对序号	最小音位对比	卡片编号	目标音	实发音	对比结果	错误走向
1 舌根音	塞音	27	k			☐ 1　☐ 2　☐ 3
	擦音	11	h			
2 唇音	塞音	22	b			☐ 1　☐ 2　☐ 3
	擦音	4	f			

错误走向为 1. 塞音化 *：塞音替代擦音；2. 替代塞音：擦音替代塞音；3. 其他。

表 2-1-9　声母音位：塞擦音与擦音评估记录（替代）

语音对序号	最小音位对比	卡片编号	目标音	实发音	对比结果	错误走向
1 舌面音	塞擦音	12	j			☐ 1　☐ 2　☐ 3
	擦音	14	x			
2 舌尖后音	塞擦音	15	zh			☐ 1　☐ 2　☐ 3
	擦音	17	sh			
3 舌尖前音	塞擦音	30	z			☐ 1　☐ 2　☐ 3
	擦音	21	s			

错误走向为 1. 塞擦音化：塞擦音替代擦音；2. 替代塞擦音：擦音替代塞擦音；3. 其他。

表 2-1-10　声母音位：塞音与鼻音评估记录（替代）

语音对序号	最小音位对比	卡片编号	目标音	实发音	对比结果	错误走向
1 双唇音	塞音	1	b			☐ 1　☐ 2　☐ 3
	鼻音	3	m			
2 舌尖中音	塞音	24	d			☐ 1　☐ 2　☐ 3
	鼻音	7	n			

错误走向为 1. 鼻音化：鼻音替代塞音；2. 替代鼻音：塞音替代鼻音；3. 其他。

表 2-1-11 声母音位：擦音与无擦音评估记录（遗漏）

语音对序号	最小音位对比	卡片编号	目标音	实发音	对比结果	错误走向
1 舌根音	擦音	11	h			□ 1 □ 2
	无擦音	39	无擦音			

错误走向为 1. 声母 /h/ 遗漏 *；2. 其他。

表 2-1-12 声母音位：不同构音部位的送气塞音评估记录（替代）

语音对序号	最小音位对比	卡片编号	目标音	实发音	对比结果	错误走向
1 送气塞音	双唇音	23	p			□ 1 □ 2 □ 3
	舌尖中音	6	t			
2 送气塞音	双唇音	23	p			□ 1 □ 2 □ 3
	舌根音	10	k			
3 送气塞音	舌尖中音	6	t			□ 1 □ 2 □ 3
	舌根音	10	k			

错误走向为 1. 前进化 *：舌尖中音前进化，舌根音前进化；2. 退后化：舌尖中音退后化，双唇音退后化；3. 其他。

表 2-1-13 声母音位：不同构音部位的不送气塞音评估记录（替代）

语音对序号	最小音位对比	卡片编号	目标音	实发音	对比结果	错误走向
1 不送气塞音	双唇音	1	b			□ 1 □ 2 □ 3
	舌尖中音	5	d			
2 不送气塞音	双唇音	1	b			□ 1 □ 2 □ 3
	舌根音	9	g			
3 不送气塞音	舌尖中音	5	d			□ 1 □ 2 □ 3
	舌根音	9	g			

错误走向为 1. 前进化 *：舌尖中音前进化，舌根音前进化；2. 退后化：舌尖中音退后化，双唇音退后化；3. 其他。

表 2-1-14 声母音位：舌尖前音与舌尖后音评估记录（替代）

语音对序号	最小音位对比	卡片编号	目标音	实发音	对比结果	错误走向
1 不送气塞擦音	舌尖后音	28	zh			□ 1 □ 2 □ 3
	舌尖前音	19	z			
2 送气塞擦音	舌尖后音	16	ch			□ 1 □ 2 □ 3
	舌尖前音	20	c			
3 擦音	舌尖后音	29	sh			□ 1 □ 2 □ 3
	舌尖前音	21	s			

错误走向为 1. 卷舌化：舌尖后音替代舌尖前音；2. 替代卷舌 *：舌尖前音替代舌尖后音；
3. 其他。

表 2-1-15 声母音位：不同构音方式与部位的浊音评估记录（替代）

语音对序号	最小音位对比	卡片编号	目标音	实发音	对比结果	错误走向
1 浊音	鼻音	7	n			□ 1 □ 2 □ 3
	边音	51	l			
2 浊音	舌尖后音	52	r			□ 1 □ 2 □ 3
	舌尖中音	8	l			

错误走向为 1. 边音化：边音替代鼻音、舌尖后音；2. 鼻音化：鼻音替代边音；3. 其他。

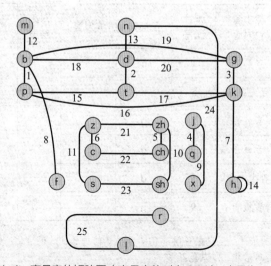

图 2-1-1 声母音位矩阵图（声母音位对有 25 对，序号为 1—25）

表 2-1-16　韵母音位：前鼻韵母与后鼻韵母评估记录（替代）

语音对序号	最小音位对比	卡片编号	目标音	实发音	对比结果	错误走向
1 开口呼	前鼻韵母	32	an			□1　□2　□3
	后鼻韵母	33	ang			
2 齐齿呼	前鼻韵母	34	in			□1　□2　□3
	后鼻韵母	35	ing			
3 合口呼	前鼻韵母	36	uan			□1　□2　□3
	后鼻韵母	37	uang			

错误走向为 1. 鼻韵母前进化 *：后鼻韵母前进化；2. 鼻韵母退后化：前鼻韵母退后化；3. 其他；4. 监控：鼻流量。

表 2-1-17　韵母音位：鼻韵母与无鼻韵母评估记录（遗漏）

语音对序号	最小音位对比	卡片编号	目标音	实发音	对比结果	错误走向
1 齐齿呼	前鼻韵母	34	in			□1　□2
	无鼻韵母	14	i			
2 齐齿呼	后鼻韵母	35	ing			□1　□2
	无鼻韵母	14	i			

错误走向为 1. 鼻韵母遗漏 *；2. 其他；3. 监控：鼻流量。

表 2-1-18　韵母音位：三元音、双元音与单元音评估记录（遗漏）

语音对序号	最小音位对比	卡片编号	目标音	实发音	对比结果	错误走向
1 双元音	三元音	42	iao			□1　□2
	双元音	41	ia			
2 单元音	双元音	41	ia			□1　□2
	单元音	12	i			

错误走向为 1. 韵母遗漏 *；2. 其他；3. 监控：F_1，F_2。

表 2-1-19 韵母音位：前元音与后元音评估记录（替代）

语音对序号	最小音位对比	卡片编号	目标音	实发音	对比结果	错误走向
1 高元音	前元音	40	i			☐ 1 ☐ 2 ☐ 3
	后元音	43	u			

错误走向为 1. 单元音前进化*：后元音前进化；2. 单元音退后化：前元音退后化；3. 其他；4. 监控：F_1，F_2。

表 2-1-20 韵母音位：高元音与低元音评估记录（替代）

语音对序号	最小音位对比	卡片编号	目标音	实发音	对比结果	错误走向
1 前中元音	高元音	46	i			☐ 1 ☐ 2 ☐ 3
	低元音	38	a			

错误走向为 1. 单元音升高化*：低元音升高化；2. 单元音下降化：高元音下降化；3. 其他；4. 监控：F_1，F_2。

表 2-1-21 韵母音位：圆唇音与非圆唇音评估记录（替代）

语音对序号	最小音位对比	卡片编号	目标音	实发音	对比结果	错误走向
1 前高元音	圆唇音	44	yu			☐ 1 ☐ 2 ☐ 3
	非圆唇音	45	yi			

错误走向为 1. 圆唇化：圆唇音替代非圆唇音；2. 替代圆唇*：非圆唇音替代圆唇音；3. 其他；4. 监控：F_1，F_2。

表 2-1-22 声调音位：一声与二声评估记录（替代）

语音对序号	最小音位对比	卡片编号	目标音	实发音	对比结果	错误走向
1 一、二声	一声	47	1			☐ 1 ☐ 2 ☐ 3
	二声	48	2			

错误走向为 1. 二声化：二声替代一声；2. 替代二声*：一声替代二声；3. 其他。

表2-1-23　声调音位：一声与三声评估记录（替代）

语音对序号	最小音位对比	卡片编号	目标音	实发音	对比结果	错误走向
1 一、三声	一声	47	1			□1　□2　□3
	三声	49	3			

错误走向为1. 三声化：三声替代一声；2. 替代三声*：一声替代三声；3. 其他。

表2-1-24　声调音位：一声与四声评估记录（替代）

语音对序号	最小音位对比	卡片编号	目标音	实发音	对比结果	错误走向
1 一、四声	一声	47	1			□1　□2　□3
	四声	50	4			

错误走向为1. 四声化：四声替代一声；2. 替代四声*：一声替代四声；3. 其他。

　　对于患儿而言，需将音位对比结果与最小音位对比习得顺序进行比较，如表2-1-25所示，得出患儿当前年龄段本应习得却未习得的音位对。该表提示了音位对比习得过程中的难易顺序，在进行训练的过程中应遵循由易到难的原则，设置合理的康复目标和训练内容。

表2-1-25　音位对比评估分析表

音位对		年龄				
		2:7 —2:12	3:1 —3:6	3:7 —3:12	4:1 —5:12	6:1 —6:6
习得对数	最小音位对					
C6	擦音与无擦音（1对）					
V4	前元音与后元音（1对）					
V5	高元音与低元音（1对）					
V6	圆唇音与非圆唇音（1对）					
T1	一声与二声（1对）					
T3	一声与四声（1对）					
V3	三、双、单元音（2对）					
C7	不同构音部位的送气塞音（3对）					

续表

音位对			年龄				
			2:7—2:12	3:1—3:6	3:7—3:12	4:1—5:12	6:1—6:6
C1	送气塞音与不送气塞音*（3对）						
C3	塞音与擦音（2对）						
C5	塞音与鼻音（2对）						
C8	不同构音部位的不送气塞音（3对）						
C2	送气塞擦音与不送气塞擦音*（3对）						
V1	前鼻韵母与后鼻韵母*（3对）						
V2	鼻韵母与无鼻韵母（2对）						
C4	塞擦音与擦音*（3对）						
T2	一声与三声（1对）						
C9	舌尖前音与舌尖后音*（3对）						
C10	不同构音方式与部位的浊音（2对）						

注：1. 阴影部分表示从 50% 的正常儿童能正确发出的音位对比开始，到 90% 的正常儿童能正确发出结束；

2. "*"为核心音位对比；

3. 图中数字 ×:× 表示年龄为几岁几个月。

表 2-1-26　声母音位：送气塞音与不送气塞音评估记录表示例（替代）

语音对序号	最小音位对比	卡片编号	目标音	实发音	对比结果	错误走向
1 双唇音	送气	2	p	∨	1	□1　□2　□3
	不送气	1	b	∨		
2 舌尖中音	送气	6	t	∨	0	□1　☑2　□3
	不送气	24	d	t		
3 舌根音	送气	26	k	⊖	0	□1　□2　☑3
	不送气	25	g	⊖		

错误走向为 1. 送气化：送气音替代不送气音；2. 替代送气*：不送气音替代送气音；3. 其他。

注：两个目标音均发音正确则认为该音位对已习得，记为"1"，若其中有一个目标音发音错误，则认为该音位对未习得，记为"0"；错误时需记录其实发音或错误走向（歪曲记为"⊗"；遗漏记为"⊖"；替代记为实发音）。

表 2-1-27 音位对比能力评估分析表示例

音位对			年龄				
			2:7—2:12	3:1—3:6	3:7—3:12	4:1—5:12	6:1—6:6
习得对数		最小音位对					
C6	1	擦音与无擦音（1 对）					
V4	1	前元音与后元音（1 对）					
V5	1	高元音与低元音（1 对）					
V6	1	圆唇音与非圆唇音（1 对）					
T1	0	一声与二声（1 对）					
T3	1	一声与四声（1 对）					
V3	1	三、双、单元音（2 对）					
C7	1	不同构音部位的送气塞音（3 对）					
C1	1	送气塞音与不送气塞音 *（3 对）					
C3	1	塞音与擦音（2 对）					
C5	1	塞音与鼻音（2 对）					
C8	0	不同构音部位的不送气塞音（3 对）					
C2	0	送气塞擦音与不送气塞擦音 *（3 对）					
V1	0	前鼻韵母与后鼻韵母 *（3 对）					
V2	1	鼻韵母与无鼻韵母（2 对）					
C4	0	塞擦音与擦音 *（3 对）					
T2	0	一声与三声（1 对）					
C9	0	舌尖前音与舌尖后音 *（3 对）					
C10	0	不同构音方式与部位的浊音（2 对）					

注：1. 阴影部分表示从 50% 的正常儿童能正确发出的音位对比开始，到 90% 的正常儿童能正确发出结束；

2. "*" 为核心音位对比；

3. 图中数字 ×:× 表示年龄为几岁几个月。

3. 构音清晰度分析

将声母、韵母、声调音位对比的得分进行计算，即可得到构音清晰度得分，将计算结果填入构音清晰度表，如表 2-1-28 所示，与构音清晰度的参考标准进行比较，如果发现患者整体构音清晰度低于同龄水平，则说明存在构音障碍，需要及时进行干预。

表 2-1-28　构音清晰度及评估表

声母音位对比		韵母音位对比		声调音位对比	
序号	声母音位对比得分	序号	韵母音位对比得分	序号	声调音位对比得分
C1 不送气塞音与送气塞音	＿/（3 对）	V1 前鼻韵母与后鼻韵母	＿/（3 对）	T1 一声与二声	＿/（1 对）
C2 送气塞擦音与不送气塞擦音	＿/（3 对）	V2 鼻韵母与无鼻韵母	＿/（2 对）	T2 一声与三声	＿/（1 对）
C3 塞音与擦音	＿/（2 对）	V3 三、双元音与单元音	＿/（2 对）	T3 一声与四声	＿/（1 对）
C4 塞擦音与擦音	＿/（3 对）	V4 前元音与后元音	＿/（1 对）	声调音位对比合计	＿/（3 对）
C5 塞音与鼻音	＿/（2 对）	V5 高元音与低元音	＿/（1 对）		
C6 擦音与无擦音	＿/（1 对）	V6 圆唇音与非圆唇音	＿/（1 对）		
C7 不同构音部位的送气塞音	＿/（3 对）	韵母音位对比合计	＿/（10 对）		
C8 不同构音部位的不送气塞音	＿/（3 对）				
C9 舌尖前音与舌尖后音	＿/（3 对）				
C10 不同构音方式与部位的浊音	＿/（2 对）				
声母音位对比合计	＿/（25 对）				
构音清晰度（%）：＿/（38 对）＝　（%）				康复指导：＿＿＿＿＿	

表 2-1-29　构音清晰度及评估表示例

声母音位对比		韵母音位对比		声调音位对比		
序号	声母音位对比得分	序号	韵母音位对比得分	序号		声调音位对比得分
C1 不送气塞音与送气塞音	1 /（3 对）	V1 前鼻韵母与后鼻韵母	0 /（3 对）	T1	一声与二声	0 /（1 对）
C2 送气塞擦音与不送气塞擦音	0 /（3 对）	V2 鼻韵母与无鼻韵母	1 /（2 对）	T2	一声与三声	0 /（1 对）
C3 塞音与擦音	1 /（2 对）	V3 三、双元音与单元音	1 /（2 对）	T3	一声与四声	1 /（1 对）
C4 塞擦音与擦音	0 /（3 对）	V4 前元音与后元音	1 /（1 对）	声调音位对比合计		1 /（3 对）
C5 塞音与鼻音	1 /（2 对）	V5 高元音与低元音	1 /（1 对）			
C6 擦音与无擦音	1 /（1 对）	V6 圆唇音与非圆唇音	1 /（1 对）			
C7 不同构音部位的送气塞音	1 /（3 对）	韵母音位对比合计	5 /（10 对）			
C8 不同构音部位的不送气塞音	0 /（3 对）					
C9 舌尖前音与舌尖后音	0 /（3 对）					
C10 不同构音方式与部位的浊音	0 /（2 对）					
声母音位对比合计	5 /（25 对）					
构音清晰度（%）：11 /（38 对）=28.9（%）			康复指导：立即干预			

（二）口部运动功能精准评估

下颌、唇、舌、软腭是主要的构音器官，其运动异常会直接影响言语的清晰度和可懂度，因此对下颌、唇、舌和软腭的感觉和运动功能进行评估是十分必要的。口部运动功能评估主要包括感觉功能、下颌运动功能、唇运动功能和舌运动功能四个部分，每个部分又包括多个评估子项目，每个评估的子项目都按障碍程度由重到轻的顺序分成0—4级，评估的分级标准具体参见附录2。口部感觉指口部感受器对环境刺激的反应，它是口部运动发育的前提，评估项目涉及颊部、鼻部、唇部、牙龈、硬腭、舌前、舌中、舌后触觉反应。而下颌、唇、舌运动功能评估的目的是判断这些构音器官在自然放松状态下、模仿口部运动状态下、言语状态下的生理运动是否正确，判断运动异常的类型，分析导致运动异常的原因，为治疗提供依据。

表 2-1-30 口部运动功能评估表

感觉功能		下颌运动功能		唇运动功能		舌运动功能			
项目	得分	项目	得分	项目	得分	项目	得分	项目	得分
颊部触觉反应	/4	自然状态	/4	自然状态	/4	自然状态	/4	舌尖左右交替	/4
鼻部触觉反应	/4	咬肌肌力	/4	流涎	/4	舌肌力检查	/4	舌尖前后交替	/4
唇部触觉反应	/4	向下运动	/4	唇面部肌力	/4	舌尖前伸	/4	舌尖上下交替	/4
牙龈触觉反应	/4	向上运动	/4	展唇运动	/4	舌尖下舔颌	/4	马蹄形上抬模式	/4
硬腭触觉反应	/4	向左运动	/4	圆唇运动	/4	舌尖上舔唇	/4	舌两侧缘上抬模式	/4
舌前部触觉反应	/4	向右运动	/4	圆展交替运动	/4	舌尖上舔齿龈	/4	舌前部上抬模式	/4
舌中部触觉反应	/4	前伸运动	/4	唇闭合运动	/4	舌尖上舔硬腭	/4	舌后部上抬模式	/4

续表

感觉功能		下颌运动功能		唇运动功能		舌运动功能			
项目	得分	项目	得分	项目	得分	项目	得分	项目	得分
舌后部触觉反应（呕吐反射）	/4	上下连续运动	/4	唇齿接触运动	/4	舌尖左舔嘴角	/4		
		左右连续运动	/4			舌尖右舔嘴角	/4		
触觉总分	%（ /32）	下颌总分	%（ /36）	唇总分	%（ /32）	舌总分		%（ /64）	
口部运动功能总分					%（ /164）				

注：有五个不同等级（0、1、2、3、4）。

表 2-1-31　口部运动功能评估表示例

感觉功能		下颌运动功能		唇运动功能		舌运动功能			
项目	得分	项目	得分	项目	得分	项目	得分	项目	得分
颊部触觉反应	4/4	自然状态	4/4	自然状态	4/4	自然状态	2/4	舌尖左右交替	2/4
鼻部触觉反应	4/4	咬肌肌力	2/4	流涎	4/4	舌肌力检查	1/4	舌尖前后交替	3/4
唇部触觉反应	3/4	向下运动	4/4	唇面部肌力	3/4	舌尖前伸	3/4	舌尖上下交替	2/4
牙龈触觉反应	3/4	向上运动	4/4	展唇运动	4/4	舌尖下舔颌	3/4	马蹄形上抬模式	2/4
硬腭触觉反应	2/4	向左运动	3/4	圆唇运动	4/4	舌尖上舔唇	3/4	舌两侧缘上抬模式	1/4
舌前部触觉反应	2/4	向右运动	3/4	圆展交替运动	2/4	舌尖上舔齿龈	3/4	舌前部上抬模式	3/4
舌中部触觉反应	2/4	前伸运动	3/4	唇闭合运动	4/4	舌尖上舔硬腭	1/4	舌后部上抬模式	2/4
舌后部触觉反应（呕吐反射）	2/4	上下连续运动	3/4	唇齿接触运动	1/4	舌尖左舔嘴角	3/4		

续表

感觉功能		下颌运动功能		唇运动功能		舌运动功能			
项目	得分	项目	得分	项目	得分	项目	得分	项目	得分
		左右连续运动	2/4			舌尖右舔嘴角	2/4		
触觉总分	68.8%（22/32）	下颌总分	77.8%（28/36）	唇总分	81.3%（26/32）	舌总分		56.3%（36/64）	
口部运动功能总分					68.3%（112/164）				

注：有五个不同等级（0、1、2、3、4）。

（三）语速和语调的精准评估

可采用询问"姓名及年龄"或看图说话等形式引导患者自主言语，以评估患者的连续语音能力。若无法自主言语可采用阅读（或跟读）"妈妈爱宝宝，宝宝爱妈妈"的形式来进行。评估形式与嗓音功能评估中基频测量相似，可与嗓音功能评估的基频测量同时进行。

通过分析患者连续语音言语速率来评估患者的语速。言语速率是指产生言语样本（句子）的单位时间内（包括停顿在内）所产生的音节总数。以"图片里有爸爸、妈妈和宝宝"这一自主产生的句子为例，如图 2-1-2 所示，说句子的总时长内所发音节数为 11 个，计算单位时间内所发音节数得到言语速率。若患者连续语音言语速率低于或高于同龄者的水平，说明患者的语速存在异常。

语调主要表现为连续语音音调模式的调节功能。可通过测量患者连续语音的言语基频标准差来评估患者连续语音的语调。言语基频标准差是指连续语流基频的偏差值，反映了音调的高低起伏变化，体现了语调的变化模式。若患者言语基频标准差低于或高于同龄者，说明患者可能存在语调单一或变化过大的问题。

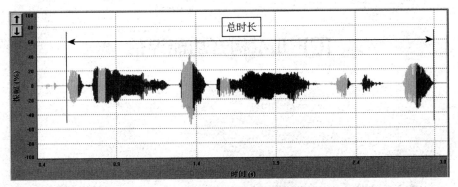

图 2-1-2　句子"图片里有爸爸、妈妈和宝宝"的声波图

表 2-1-32　连续语音的语速和语调测量表

日期	音节（个）	总时长（秒）	言语速率（个 / 秒）	言语基频（赫兹）	言语基频标准差（赫兹）

表 2-1-33　连续语音的语速和语调测量表示例

日期	音节（个）	总时长（秒）	言语速率（个 / 秒）	言语基频（赫兹）	言语基频标准差（赫兹）
9 月 3 日	13	7.97	1.63	343	25

ICF 儿童构音功能评估

通过对患者的构音能力、口部运动功能以及语速和语调进行全面而细致的精准评估后，将精准评估结果按照 ICF 限定值的转换形式进行转换，以此来描述 ICF 中与构音功能相关的类目（如 b320）的损伤程度，帮助康复师、特教老师和家长全面了解患者的构音功能情况，为后续的构音治疗提供训练起点。

一、ICF 儿童构音功能评估表

通过构音能力评估得到声母音位习得、声母音位对比、构音清晰度三个指标的结果；通过口部运动功能评估得到口部感觉、下颌运动、唇运动和舌运动四个指标的结果；通过语速和语调的评估得到言语速率和言语基频标准差两个指标的结果。将上述指标进行 ICF 转换，从而得到损伤程度及其问题描述，如表 2-2-1 所示。

表 2-2-1　ICF 构音功能评估表

身体功能，即人体系统的生理功能损伤程度			无损伤	轻度损伤	中度损伤	重度损伤	完全损伤	未特指	不适用
			0	1	2	3	4	8	9
b320	构音功能（Articulation functions）	声母音位习得（获得）	□	□	□	□	□	□	□
		声母音位对比	□	□	□	□	□	□	□

续表

身体功能，即人体系统的生理功能损伤程度			无损伤	轻度损伤	中度损伤	重度损伤	完全损伤	未特指	不适用
			0	1	2	3	4	8	9
b320	构音功能（Articulation functions）	构音清晰度	☐	☐	☐	☐	☐	☐	☐
		口部感觉	☐	☐	☐	☐	☐	☐	☐
		下颌运动	☐	☐	☐	☐	☐	☐	☐
		唇运动	☐	☐	☐	☐	☐	☐	☐
		舌运动	☐	☐	☐	☐	☐	☐	☐

b320

产生言语声的功能，包含构音清晰功能，构音音位习得（获得）功能。
功能受损时表现为痉挛型、运动失调型、弛缓型神经性言语障碍等神经损伤导致的构音障碍。
不包含：语言心智功能（b167）；嗓音功能（b310）。

信息来源：☐病史 ☐问卷调查 ☐临床检查 ☐医技检查

问题描述：

			0	1	2	3	4	8	9
b3302	语速（Speed of speech）	连续语音能力	言语速率	☐	☐	☐	☐	☐	☐	☐

言语产生速率的功能，包括如迟语症和急语症。

信息来源：☐病史 ☐问卷调查 ☐临床检查 ☐医技检查

问题描述：

			0	1	2	3	4	8	9
b3303	语调（Melody of speech）	言语基频标准差	☐	☐	☐	☐	☐	☐	☐

言语中音调模式的调节功能，包括言语韵律、语调、言语旋律。
功能受损时表现为言语平调、音调突变等障碍。

信息来源：☐病史 ☐问卷调查 ☐临床检查 ☐医技检查

问题描述：

二、ICF 儿童构音功能评估表示例

以 5 岁听障男童秦某某为例，将其构音能力、口部运动功能以及语速和语调的精准评估结果进行 ICF 转换，并填到对应的 ICF 构音功能评估表中，如表 2-2-2 所示。

表 2-2-2　ICF 构音功能评估表示例

身体功能，即人体系统的生理功能损伤程度		无损伤	轻度损伤	中度损伤	重度损伤	完全损伤	未特指	不适用
		0	1	2	3	4	8	9
构音功能（Articulation functions）	声母音位习得（获得）	□	□	□	☒	□	□	□
	声母音位对比	□	□	□	☒	□	□	□
	构音清晰度	□	□	□	☒	□	□	□
	口部感觉	□	□	☒	□	□	□	□
	下颌运动	□	☒	□	□	□	□	□
	唇运动	□	☒	□	□	□	□	□
	舌运动	□	□	☒	□	□	□	□
b320	产生言语声的功能，包含构音清晰功能、构音音位习得（获得）功能。 功能受损时表现为痉挛型、运动失调型、弛缓型神经性言语障碍等神经损伤导致构音障碍。 不包含：语言心智功能（b167）；嗓音功能（b310）。							
	信息来源：☒病史　□问卷调查　□临床检查　☒医技检查							
	问题描述： 　　1. 已掌握声母个数为 9 个↓。 　　相对年龄 3 岁以下，声母音位习得能力重度损伤。 　　2. 已掌握声母音位 5 对↓。 　　声母音位对比能力属于重度损伤。 　　3. 构音清晰度为 28.9%↓。 　　相对年龄 3 岁以下，构音语音能力重度损伤。 　　4. 口部感觉功能得分为 68.8%↓。 　　相对年龄 3 岁以下，患者允许刺激，但是有明显的消极反应（如呕吐，将头部向后撤，远离刺激），口部感觉处于中度损伤。 　　5. 下颌运动功能得分为 77.8%。 　　相对年龄 3 岁以下，能完成目标动作，但控制略差，下颌运动轻度损伤。							

身体功能，即人体系统的生理功能损伤程度	无损伤	轻度损伤	中度损伤	重度损伤	完全损伤	未特指	不适用
	0	1	2	3	4	8	9

b320

6. 唇运动功能得分为 81.3% ↓。

相对年龄 3 岁以下，能完成目标动作，但控制略差，唇运动轻度损伤。

7. 舌运动功能得分为 56.3% ↓。

相对年龄 3 岁以下，存在结构异常，或运动范围未达到正常水平，或无法连续运动，或用其他构音器官的动作代偿，或辅助目标动作；舌运动中度损伤。

进一步描述：

1. 声母音位习得处于第一阶段，已习得声母有 /b、m、h/、/p、t、n/、/q/、/s/、/ch/，未习得声母有 /d/、/g、k/、/f、j、x/、/l、z、r/、/c、zh、sh/。

训练建议：第一阶段未习得的音位进行音位诱导、音位习得训练。

音位诱导：可借助相关的口部运动治疗方法找到正确的发音部位和发音方式（具体参见构音障碍测量与训练仪）。

音位习得：选择模仿复述的方法，并结合言语支持训练，选择停顿起音、音节时长与音调变化的实时视听反馈训练（具体参见言语障碍矫治仪）。

2. 已习得声母音位对有 5 对，未习得声母音位对有 20 对。

训练建议：进行未习得音位对的音位对比训练。

听觉识别：进行未习得音位对的听觉识别训练。

音位对比：选择模仿复述的方法，并结合"行板节奏一"进行视听反馈训练（具体参见构音测量与训练仪）。

			0	1	2	3	4	8	9
b3302	语速 Speed of speech	连续语音能力	言语速率	☐	☐	☒	☐	☐	☐	☐

言语产生速率的功能，包括迟语症和急语症。

信息来源：☒病史　☐问卷调查　☐临床检查　☒医技检查

问题描述：

连续语音的言语速率为 1.63 个 / 秒↓；连续语音时发音拖延和 / 或停顿拖延，言语速率的控制能力中度损伤。

			0	1	2	3	4	8	9
b3303	语调 Melody of speech	言语基频标准差	☐	☒	☐	☐	☐	☐	☐

言语中音调模式的调节功能，包括言语韵律、语调、言语旋律。

功能受损时表现为言语平调、音调突变等障碍。

信息来源：☒病史　☐问卷调查　☐临床检查　☒医技检查

问题描述：

言语基频标准差为 25 赫兹↓；语调单一，连续语音语调变化的控制能力轻度损伤。

PART 3

儿童构音治疗计划制订

根据患者的评估结果来制订本阶段（1—3个月）的治疗计划。首先根据患者的接受能力确定本阶段需要训练的音位，针对待训练的音位开展音位诱导、音位习得和音位对比的训练，相对应的训练内容和方法的勾选可依患者能力和患者训练需求而定。其次根据患者语速和语调的评估结果来勾选言语支持、语音自反馈和言语重读训练。最后在口部感觉、下颌、唇和舌运动的方法选择上，主要勾选本阶段待训练声母音位和主要韵母音位最相关且尚未达到正常的口部运动项目。另外，治疗计划的制订还需确定治疗计划实施的人员和本阶段的治疗目标，建议采用 ICF 限定值来设定目标。

表 2-3-1　ICF 构音治疗计划表

治疗任务（7项）	治疗方法（音位6种+口部15种）	康复医师	护士	言语治疗师	特教教师	初始值	目标值	最终值
b320	声母音位习得	训练音位：_____ □ 音位诱导 　□ 发音部位 　□ 发音方式 □ 音位习得							
	声母音位对比	□ 单音节词 　□ 双音节词 　□ 三音节词 □ 音位对比 　□ 听说对比 □ 言语重读							
	构音清晰度	□ 行板节奏一 □ 言语支持 　□ 停顿起音 　□ 音节时长 　□ 音调、响度变化 □ 语音自反馈							

续表

治疗任务 （7项）		治疗方法 （音位6种+口部15种）	康复 医师	护士	言语 治疗 师	特教 教师	初始值	目标值	最终值
b320	口部感觉	□ 改善颊，鼻，唇，牙龈，硬腭，舌前、中、后部感觉							
	下颌运动	□ 提高咬肌肌力 □ 提高下颌向下、上、左、右运动 □ 提高下颌前伸运动 □ 提高下颌上下、左右连续运动							
	唇运动	□ 改善流涎、唇面部肌力 □ 提高展、圆、圆展交替运动 □ 提高唇闭合运动 □ 提高唇接触运动							
	舌运动	□ 提高舌肌力 □ 提高舌尖前伸运动 □ 提高舌尖上舔唇、齿龈、硬腭，舌尖左舔、右舔嘴角运动 □ 提高舌尖左右、前后、上下交替运动 □ 提高马蹄形、舌两侧缘上抬模式 □ 提高舌前、后部上抬模式							

注：语速和语调治疗可通过在构音治疗中结合言语支持、语音自反馈和言语重读训练来进行。

第三章

ICF 框架下的儿童构音治疗及效果监控

本章节主要围绕在 ICF 框架下如何进行儿童构音治疗以及如何实施效果监控来展开。首先着重讲解儿童构音治疗的方法和技术，包括传统治疗方法和实时反馈治疗现代化技术；其次对如何在构音治疗过程中开展实时监控进行了介绍；再次讲述如何开展构音治疗的短期目标监控和填写短期目标监控表，并以案例的形式阐述短期目标监控的临床意义；最后简单介绍 ICF 框架下的儿童构音疗效评价的进行。

儿童构音治疗及实时监控

儿童构音治疗主要针对其存在异常的声母和韵母进行，以声母构音异常的矫治为主，可采用传统方法并结合现代化技术开展实时反馈治疗。在具体开展儿童构音治疗的过程中进行实时监控是极其有必要的，可以反映即时的治疗效果，并为日常的家庭康复和后续治疗的开展提供参考。

一、构音治疗的实时监控

治疗师可根据每次实际训练情况来填写实时监控表。首先填写此次训练的音位，然后填写或勾选训练过程中所采用的训练方法和技术，最后对本次训练效果进行描述。对训练效果的描述不仅可参考表 3-1-2 进行训练前后实时监控的量化并记录，还可根据患者情况和训练安排进行训练前或训练后完成情况的描述。构音治疗实时监控表的填写是具有重要意义的，第一，该表可证明训练的即时有效性；第二，该表可在每次训练后呈现给家长，为家庭康复提供指导；第三，该表还可作为下次训练方法选择和训练方案制订的依据。

表 3-1-1 构音治疗的实时监控表

时间	训练类型	内容		训练前描述（如需）	训练效果
	声母音位习得 声母音位对比 构音清晰度	音位诱导 —— 口部运动治疗	训练音位：_____		
			□ 发音部位的诱导：_____ _____ _____		
			□ 发音方式的诱导：_____ _____ _____		
		音位习得 —— 促进治疗	□ 单音节词：_____ ◆ 传统治疗： 　□ 模仿复述 ◆ 实时反馈治疗： 　□ 与言语支持（停顿起音训练）结合进行起音实时反馈训练 　□ 与言语支持（音节时长训练）结合进行声时实时反馈训练 　□ 与言语支持（音调、响度变化训练）结合进行音调、响度实时反馈训练 　□ 语音自反馈——变调 　□ 语音自反馈——变速 □ 双音节词：_____ ◆ 传统治疗： 　□ 模仿复述 ◆ 实时反馈治疗： 　□ 与言语支持（停顿起音训练）结合进行起音实时反馈训练 　□ 与言语支持（音节时长训练）结合进行声时实时反馈训练 　□ 与言语支持（音调、响度变化训练）结合进行音调、响度实时反馈训练 　□ 语音自反馈——变调 　□ 语音自反馈——变速 □ 三音节词：_____ ◆ 传统治疗： 　□ 模仿复述		
		音位对比 —— 重读治疗	训练音位对：_____ □ 音位对的听觉识别训练 □ 音位对比训练 □ 结合"行板节奏一"进行言语视听反馈训练		

　　构音治疗过程中进行实时监控量化记录训练效果时，可根据训练内容和患者能力选择效果监控的语料采用表 3-1-2、3-1-3 和 3-1-4 来进行具体的监控和记录。例如，用音位构音的正确率来监控音位习得训练，用音位对构音的正确率来监控音位对比训练等。然后将监控结果填入表 3-1-1 的"训练效果"一栏中。

表 3-1-2　构音治疗过程中音位习得实时监控（一）

日期	阶段	音位	声韵组合	音位习得情况					
				前测	错误走向	正确率	后测	错误走向	正确率

表 3-1-3　构音治疗过程中音位对比实时监控（二）

日期	音位对	音位对比	目标音	实发音	音位对比情况			
					前测	正确率	后测	正确率
		特征： 序号：						
		特征： 序号：						
		特征： 序号：						
		特征： 序号：						

表 3-1-4　构音治疗过程中言语支持实时监控（三）

日期	发音状态	语料	前测	差异	后测	差异
	停顿起音（习惯——缓慢）					
	音节时长（习惯——延长）					
	音调变化 （习惯——□高/□低）					

二、构音治疗

（一）构音治疗工具

构音治疗训练项目：声母、韵母构音异常

康复工具：言语障碍康复设备。

（二）构音治疗内容

构音治疗主要以声母构音异常的矫治为主，在开展声母构音训练的同时结合韵母构音训练。构音治疗主要包括音位诱导、音位习得和音位对比三个阶段。

1. 音位诱导

声母、韵母的构音异常通常是由于构音器官的运动异常、协调运动异常或未理解目标音位的发音特征等造成的。因此，在进行音位诱导训练时，首先从视觉和听觉通道帮助患者更直观地认识目标音位的发音部位和发音方式，然后借助口部运动治疗方法来帮助患者找到正确的发音部位，建立正确的构音运动并掌握正确的发音方式。具体音位诱导可借助的口部运动治疗方法，如表 3-1-5 所示。针对某一音位开展音位诱导训练时可从此表中选择合适的方法填入构音治疗的实时监控表（如表 3-1-1 所示）中。另外在进行声母音位构音训练的同时可结合韵母音位构音训练，与主要韵母构音相关的口部运动治疗方法（如表 3-1-6 所示），在训练中可选择使用。

表 3-1-5　声母音位诱导可借助的口部运动治疗方法

| 音位 | 建立正确的构音运动（借助口部运动方法） | | | 增强发音方式（借助促进治疗法） |
	类别	主要方法	辅助方法	
/b/	双唇音	提高唇肌肌力训练（肌张力过高）提高唇肌肌力训练（肌张力过低）唇闭合运动训练	肌张力过高：按摩面部法肌张力过低：抵抗法唇闭合运动训练：夹住压舌板法	肌张力过高：减少上唇回缩法、减少唇侧向回缩法、减少下唇回缩法 肌张力过低：对捏法、唇部拉伸法、脸部拉伸法 唇闭合运动训练：勺子进食法、唇部按摩法、发哑舌音法、出声吻法	体会不送气
/p/					快速用力呼气法
/m/					哼音法 鼻腔共鸣法
/f/	唇齿音	唇齿接触运动训练	发唇齿音法		缓慢平稳呼气法
/d/	舌尖中音	马蹄形上抬运动训练 舌尖上抬与下降运动训练	马蹄形上抬运动训练：压舌板刺激法 舌尖上抬与下降运动训练：舌尖运动法（舌尖运动训练器）	马蹄形上抬运动训练：舌与上齿龈吸吮法、舌与上齿吸吮法、舌尖发音法、按摩刷刺激法、吸管刺激法 舌尖上抬与下降运动训练：舌尖舔物法、舌尖上下运动法、舔硬腭法、压舌尖法、刷舌尖法、舌尖推物法、隆起舌尖法、舌尖侧边推物法	体会不送气
/t/					快速用力呼气法
/n/					哼音法 鼻腔共鸣法
/l/		舌尖上抬与下降运动训练	舌尖运动法（舌尖运动训练器）	舌尖舔物法、舌尖上下运动法、舔硬腭法、压舌尖法、刷舌尖法、舌尖推物法、隆起舌尖法、舌尖侧边推物法	哼音法
/g/	舌根音	舌后部上抬运动训练	舌后位运动训练法（舌后位运动训练器）	敲击舌中线刺激法、发 /k/ 音法	体会不送气
/k/					快速用力呼气法
/h/					缓慢平稳呼气法 气息式发音法 哈欠叹息法

续表

音位	建立正确的构音运动（借助口部运动方法）			增强发音方式（借助促进治疗法）
	类别	主要方法	辅助方法	
/j/	舌面音 / 舌前部上抬运动训练	舌前位运动训练法（舌前位运动训练器）	舌前部拱起法、舌体与硬腭吸吮法	体会不送气
/q/				快速用力呼气法
/x/				缓慢平稳呼气法
/zh/	舌尖后音 / 舌侧缘上抬运动训练	舌侧缘刺激法	向中线压舌法、向下压舌侧缘法、刺激上颚法、食物转送法、白齿咀嚼法	体会不送气
/ch/				快速用力呼气法
/sh/				缓慢平稳呼气法 气息式发音法
/r/	促进舌后缘上抬训练	刷舌后侧缘法	舌后侧缘上推法、刷舌后侧缘法、舌后侧缘上推法	啭音法
/z/	舌尖前音 / 提高舌肌肌力训练	舌尖上抬法	推舌法、舌尖后推法、挤舌法、挤推联用法、挤推齿脊法、侧推舌尖法、下压舌尖法、上推舌体法、侧推舌体法、下压舌体法、左右两半上抬法	体会不送气
/c/				快速用力呼气法
/s/				缓慢平稳呼气法 气息式发音法

表3-1-6 主要韵母音位诱导可借助的口部运动治疗方法

音位	建立正确的构音运动（借助口部运动方法）			增强发音方式（借助促进治疗法）
	类别	主要方法	辅助方法	
/ɑ/	增强下颌感知觉	指尖控制法	手掌控制法	提高呼吸支持能力、提高呼吸与发声协调性的方法：缓慢平稳呼吸法、唱音法、啭音法等
	下颌运动受限训练	咀嚼法（咀嚼器）	高位抵抗法、高低位交替抵抗法	
	下颌分级控制训练	咀嚼法（咀嚼器）	低位控制法、咬住大物体法、大半开位控制法、小半开位控制法、咬住小物体法、高位控制法、杯子喝水法	
/i/	增强舌感知觉训练	刷舌尖法（舌肌刺激器）	后前刷舌侧缘法、"一二三拍打我"法、捉迷藏法、舌尖与脸颊相碰法	

续表

音位	建立正确的构音运动（借助口部运动方法）			增强发音方式（借助促进治疗法）
	类别	主要方法	辅助方法	
	提高咬肌肌力训练	深压咬肌法（指套型乳牙刷）	敲打咬肌法、拉伸咬肌法、振动咬肌法	
	展唇运动训练	模仿大笑	杯子进食法	
	舌向前运动训练	舌尖向上伸展法（舌前位运动训练器）	舌尖向下伸展法、舌尖上卷法、舌尖顶脸颊法、舌尖舔嘴角法、舌尖洗牙外表面法、舌尖洗牙水平面法	
/e/	下颌运动过度训练	低位抵抗法	前位控制法、侧向控制法	
	增强唇感知觉训练	协助指压法	自助指压法、振动法、吸吮法	
/u/	圆唇运动训练	唇运动训练器法	吸管进食法、感觉酸的表情法、吹卷龙法、拉纽扣法、唇操器法、面条练习法	
	舌向后运动训练	深压舌后部法（舌后位运动训练器）	咀嚼刺激法	
/ai/	下颌转换运动训练	低位控制法	咬住大物体法、大半开位控制法、小半开位控制法、咬住小物体法、高位控制法、杯子喝水法	
/iu/	圆展交替运动训练	唇交替运动法	亲吻—微笑法、亲吻—皱眉法	

2. 音位习得

（1）模仿复述

音位习得训练在音位诱导训练的基础上，通过大量的练习材料巩固发音，将诱导出的音位进行类化，使患者能够发出含有目标音位的、更多有意义的声韵组合和词语。传统治疗主要通过模仿复述进行，另外还可以借助现代化技术进行实时反馈治疗，增强训练的趣味性和有效性。

（2）模仿复述和言语支持相结合

在初步习得某一含有目标音位的目标词语后可结合言语支持训练进行

实时反馈治疗，一方面进一步巩固词语的习得，另一方面训练患者的言语支持能力，从而提高患者连续语音、语速和语调的控制能力。言语支持训练主要包括停顿起音、音节时长和音调、响度变化训练，以增强患者对呼吸和发声的控制能力，可根据患者的能力或训练目标选择性地进行某一项或某几项言语支持训练。例如，如果患者存在语调问题或训练目标是强化患者的语调控制能力，则可选择音调、响度变化训练。对于儿童患者一般可采用言语障碍矫治仪进行言语支持的实时反馈训练。

① 停顿起音训练。若患者存在停顿起音问题，如发声紧张、说话一字一顿、停顿增多或过长等，或语速精准评估中连续语音言语速率存在损伤，则可结合停顿起音训练。

可结合言语障碍矫治仪进行，以 /h/ 的音位习得为例。首先提高患者呼吸与发声的协调能力，可通过"嗯哼"法，配合肢体的大运动动作和呼吸节奏，发"嗯哼—嗯哼—嗯哼……"，使患者的呼吸和发声器官放松，注意发声和停顿自然，如图 3-1-1 所示。可借助言语障碍矫治仪进行起音实时反馈训练，如图 3-1-2 所示，患者发"嗯哼"时，小狗跳起来，不发出声音的时候，小狗不动。然后采用"哈欠－叹息"法先发无意义音节"h—h—h"，再过渡到目标音位 /h/ 的单音节词"/ha/ 哈"，获得舒适自然的停顿。同样进行起音实时反馈训练，如图 3-1-3 所示，患者发音时，灯亮的个数逐渐增加，待患者发足够数量的音，五盏灯全亮后小老鼠启动汽车。

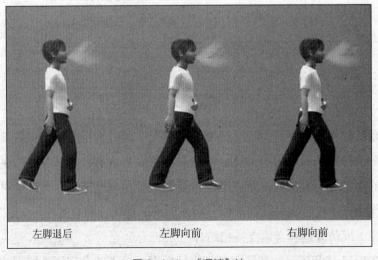

| 左脚退后 | 左脚向前 | 右脚向前 |

图 3-1-1 "嗯哼"法

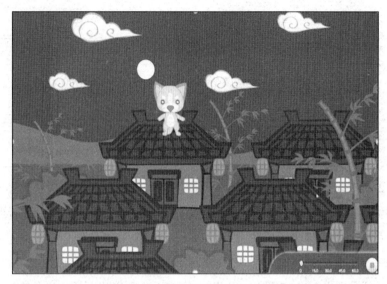

图 3-1-2 "嗯哼"的停顿起音训练

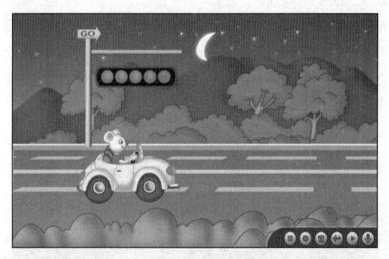

图 3-1-3 "/hɑ/ 哈"与停顿起音训练结合的起音实时反馈（S2）

对患者进行停顿起音训练时，需填写构音治疗过程中言语支持实时监控（三）表，如表 3-1-4 所示，进行康复效果监控，对患者习惯吸气时的停顿时长与缓慢吸气（深吸气）时的停顿时长进行比较，一般要求差异大于 20%。以某患者训练结果表为例，如表 3-1-7 所示，训练前患者习惯吸气时的停顿起音时长 0.9 秒与缓慢吸气的停顿起音时长 1.0 秒之间差异较小。训练后差异变大，由 0.9 秒变为 2.2 秒，且达到了 20% 以上的差异，说明该患者停顿起音的控制和变化能力得到了改善和提高。

表 3-1-7　构音治疗过程中言语支持实时监控——停顿起音示例

日期	发音状态	语料	前测（秒）		差异	后测（秒）		差异
	停顿起音（习惯——缓慢）	/ha/ 哈	0.9	1.0	N	0.9	2.2	Y
7 月 20 日	音节时长（习惯——延长）							
	音调变化（习惯——□高/□低）							

② 音节时长训练。若患者呼吸控制能力较弱，如说话时长短，或语速精准评估中连续语音言语速率存在损伤，则可结合音节时长进行训练。

可结合言语障碍矫治仪进行，以 /h/ 的音位习得为例。首先通过缓慢平稳呼气法提高呼吸支持能力，让患者缓慢平稳地发无意义音节：/ɑ/、/i/、/u/，再过渡到发单音节词 "/huɑ/ 花"。可借助言语障碍矫治仪进行声时实时反馈训练，如图 3-1-4 所示，患者缓慢平稳地发 "/huɑ/ 花" 时，小狗在滚筒里跑步，患者不发出声音时，小狗静止不动。然后，通过唱音法提高呼吸控制能力，让患者先发长音 "huɑ——" 进行训练，再连续发短音 "huɑ—huɑ—huɑ" 进行训练，最后长短音结合训练，可进行声时实时反馈训练，如图 3-1-5 所示。

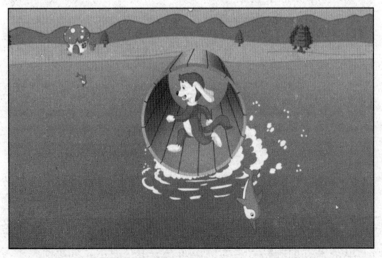

图 3-1-4　 "/huɑ/ 花" 缓慢平稳呼气训练的声时实时反馈

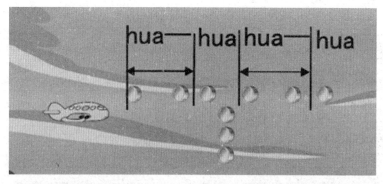

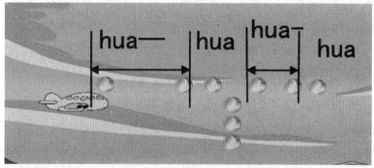

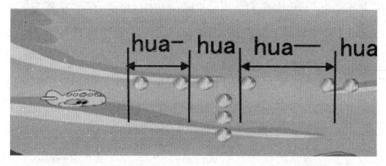

图 3-1-5　"/huɑ/ 花"与音节时长训练结合的声时实时反馈

　　对患者进行音节时长训练时，需填写构音治疗过程中言语支持实时监控（三）表，如表 3-1-4 所示，进行康复效果监控，对患者习惯发音与延长发音的音节时长进行比较，一般要求差异大于 20%。以某患者训练结果表为例，如表 3-1-8 所示，训练前患者习惯发音的音节时长 0.8 秒与延长发音的音节时长 0.9 秒之间差异较小。训练后差异变大，由 0.9 秒到 1.3 秒，且达到了 20% 以上的差异，说明该患者的呼吸控制能力得到了改善和提高。

表3-1-8　构音治疗过程中言语支持实时监控——音节时长示例

日期	发音状态	语料	前测（秒）	差异	后测（秒）	差异
7月20日	停顿起音（习惯——缓慢）					
	音节时长（习惯——延长）	/hua/ 花	0.8	0.9	N	0.9	1.3	Y
	音调变化 （习惯——□高 / □低）					

③ 音调、响度变化训练。若患者存在音调或响度问题，如音调过高或过低、响度过大或过小等，或语调精准评估中言语基频标准差存在损伤，则可结合音调、响度变化训练。

音调变化训练可结合言语障碍矫治仪进行，以 /d/ 的音位习得为例。首先通过打嘟法进行声带放松训练，如图 3-1-6 所示，让患者先平调慢速向前打嘟，再降调慢速向前打嘟，为降低音调的训练奠定良好基础（若患者是音调正常或过低则升调；若患者是音调过高则降调）。其次通过乐调匹配法进行降低音调训练，降到目标音调时以目标音调多次重复发含有目标声母 /d/ 的单音节词"/da/ 大"，要求尽可能地稳定在目标音调上。可采用言语障碍矫治仪进行音调实时反馈训练，如图 3-1-7 所示，在"小蜜蜂采花"游戏中，哼唱乐调，并以目标音调发音，应控制小蜜蜂达到设置的目标（花朵位置）。最后通过音调梯度变化训练提高对音调变化的控制能力，同样可进行音调实时反馈训练，如图 3-1-8 所示。响度变化训练同样可结合言语障碍矫治仪进行，如图 3-1-9 所示，以 /f/ 的音位习得为例。首先通过"哈欠——叹息法"进行声带放松，让患者在哈欠、叹息时发单音节词"/fa/ 发"，同时注意降低响度（若患者是响度正常或过小，则增加响度；若患者是响度过大则降低响度）。其次通过响度梯度训练法逐级降低响度训练，要求患者逐级降低响度发单音节词"/fa/ 发"，使得降落伞逐渐下降，并要求尽可能稳定在较低位置。

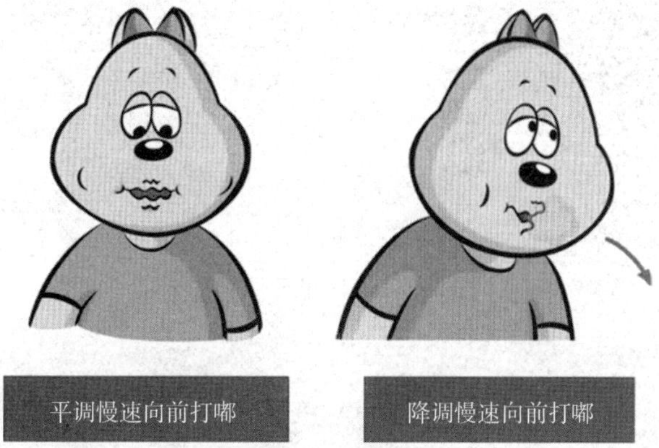

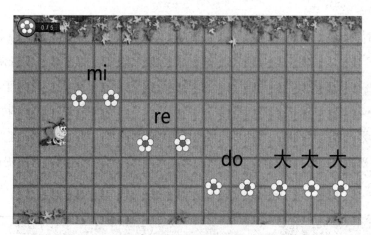

平调慢速向前打嘟　　　降调慢速向前打嘟

图 3-1-6　打嘟法

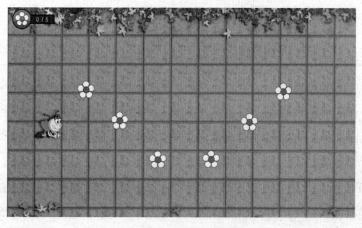

图 3-1-7　"/dɑ/ 大"降调训练的实时反馈（S2）

图 3-1-8　"/dɑ/ 大"与音调变化训练结合的音调实时反馈（S2）

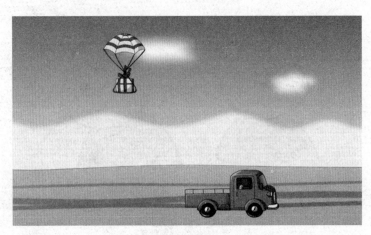

图 3-1-9 "/fa/ 发"与响度变化训练结合的响度实时反馈（S2）

对患者进行音调变化训练时，需填写构音治疗过程中言语支持实时监控（三）表，如表 3-1-4 所示，进行康复效果监控，对患者习惯音调发声的基频与升高或降低音调发声的基频进行比较，一般要求差异大于 20%。以某患者训练结果表为例，如表 3-1-9 所示，训练前患者习惯音调的基频 260 赫兹与提高音调的基频 271 赫兹之间差异较小。训练后差异变大，由 275 赫兹提高到 316 赫兹，说明该患者对音调变化的控制能力有所提高。

表 3-1-9 构音治疗过程中言语支持实时监控——音调变化示例

日期	发音状态	语料	前测（赫兹）	差异	后测（赫兹）	差异
7月20日	停顿起音（习惯——缓慢）					
	音节时长（习惯——延长）					
	音调变化（习惯——☑高 / □低）	/da/ 大	260	271	N	275	316	Y

（3）语音自反馈

另外还可借助语音自反馈训练来进行训练，一方面进一步进行音位的习得巩固，另一方面可改善患者的语速和语调。首先进入语音自反馈，录制患者的原始发音，然后根据患者情况选择进行变速或变调训练，如图 3-1-10 所示。若患者无法很好地控制自己的呼吸，语速存在问题时，可进行变速训练，提高患者控制发音时长的能力。语速过慢时，选择 0.5 或 0.8 倍变速（即语速降低到患者原始语速的 0.5 或 0.8），播放变速后的音频让患者模仿，通过自反馈逐渐提高语速；语速过快时，选择 1.2 或 1.5 倍变速（即语速提高到患者原始语速的 1.2 或 1.5 倍），播放变速后的音频让患者模仿，通过自反馈逐渐降低语速。若患者无法很好地控制音调，语调异常时，可进行变调训练，提高患者的音调控制能力。存在高音调问题时，选择 0.5 或 0.8 倍变调（即降低到患者原始声音的 0.5 或 0.8 倍的基频），播放变调后的音频让患者模仿，通过自反馈逐渐降低音调；存在低音调问题时，选择 1.2 或 1.5 倍变调（即提高到患者原始声音的 1.2 或 1.5 倍的基频），播放变调后的音频让患者模仿，通过自反馈逐渐升高音调；当音调存在变化异常问题即语调变化过大或语调单一，则根据患者情况选择低倍和高倍变调，进行自反馈训练，提高语调变化的控制能力。

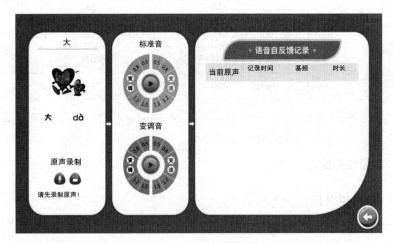

图 3-1-10　语音自反馈训练

　　在进行音位习得训练时，需填写构音治疗过程中音位习得实时监控（一）表，如表 3-1-2 所示，进行康复效果的实时监控。可根据训练内容和患者能力选择效果监控的语料，每个声母首次训练时选择目标声母与核心韵母 /a、i、u/ 组成的声韵组合作为监控语料，后续训练每次可根据患者能力情况选择目标声母与开口呼、齐齿呼、合口呼、撮口呼韵母组成的有代表性的 3 至 5 个单音节词、双音节词或三音节词。表 3-1-10 为某患者进行声母 /d/ 的音位习得训练时的实时监控记录表。

表 3-1-10　构音治疗过程中音位习得实时监控示例（一）

日期	阶段	音位	声韵组合	音位习得情况					
				前测（赫兹）	错误走向	正确率	后测（赫兹）	错误走向	正确率
7月20日	一	/d/	大 /da/	111		40.0%	111		66.7%
			地 /di/	001	/t/		011	/t/	
			读 /du/	010	/g/		011	/g/	
			刀 /dao/	000	/t/		100	/t/	
			豆 /dou/	010	⊗		110	⊗	
7月21日	一	/d/	大 /da/	111		53.3%	111		80.0%
			地 /di/	111			111		
			读 /du/	010	/g/		101	/g/	
			蛋 /dan/	100	⊗		011	⊗	
			灯 /deng/	000	⊗		110	⊗	

注：每个音发 3 次，正确记为"1"，错误记为"0"。错误时需记录其错误走向，歪曲记为"⊗"；遗漏记为"—"；替代记为实发音。

3. 音位对比

（1）听说对比

音位对比训练是将容易混淆的一对声母（最小音位对）提取出来进行的专门的强化训练，用来进一步巩固新习得的声母音位。首先采用听觉指认的方式进行听觉识别训练，确保患者从听觉上能正确识别某一音位对，尤其是对于听障儿童，听觉识别训练是音位对比的训练重点；其次采用模仿复述的方式进行音位对比训练，帮助患者区分某一音位对中两个音位在发音部分和方式等方面的不同并准确构音。这些都是传统治疗，另外还可以借助现代化技术进行实时反馈治疗，增强训练的趣味性和有效性。

（2）听说对比和重读治疗相结合

可采用言语重读干预仪结合"行板节奏一"进行音位对比训练，帮助患者巩固目标音位。以音位对 /b-d/ 为例，结合"行板节奏一"，如图 3-1-11 所示，进行 /ba-DA-BA-DA/ 的言语视听反馈训练，通过音位对的轮替来巩固目标音位的掌握，同时为连续语音的流畅自然奠定基础。

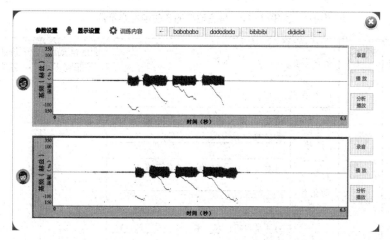

图 3-1-11　结合"行板节奏一"进行 /ba-DA-BA-DA/ 的言语视听反馈训练

在进行音位对比训练时，需填写构音治疗过程中音位对比实时监控（二）表，如表 3-1-3 所示，进行康复效果的实时监控。一般选择患者正在训练的音位对作为监控语料，最多测试两对音位对词语。表 3-1-11 为某患者进行声母 /d/ 的音位习得训练时的实时监控记录表。

表 3-1-11　构音治疗过程中音位对比实时监控示例（二）

日期	音位对	音位对比	目标音	实发音	音位对比情况			
					前测	正确率	后测	正确率
7 月 22 日	/da-ba/	特征：USP 序号：18	/d/	/b/	000	0.0%	001	33.3%
			/b/	√				
		特征： 序号：						

注：每一音位对发 3 次音，两个目标音均发音正确则认为该音位对已习得，记为"1"，若其中有一个目标音发音错误，则认为该音位对未习得，记为"0"。错误时需记录其实发音或错误走向（歪曲记为"⊗"；遗漏记为"—"；替代记为实发音）。

综上所述，构音治疗过程中，每次训练前后治疗师需根据训练内容和患者能力进行训练效果监控，监控结果可首先记录在构音治疗过程中的实时监控表，即表 3-1-2、表 3-1-3、表 3-1-4 中，然后再填写构音治疗的实时监控表。表 3-1-12 为某患者某次构音治疗前后的实时监控。

表 3-1-12　构音治疗的实时监控表示例

时间	训练类型	内容		训练前描述（如需）	训练效果
		训练音位：　/d/			
		音位诱导——口部运动治疗	☑发音部位的诱导：<u>舌尖舔物法、舌尖推物法</u> ☑发音方式的诱导：<u>体会不送气</u>		
	声母音位习得 声母音位对比 构音清晰度	音位习得——促进治疗	☑单音节词：<u>大、地、肚、刀、豆、戴</u> ◆ 传统治疗： 　☑模仿复述 ◆ 实时反馈治疗： 　□与言语支持（停顿起音训练）结合进行起音实时反馈训练 　□与言语支持（音节时长训练）结合进行声时实时反馈训练 　☑与言语支持（音调、响度变化训练）结合进行音调、响度实时反馈训练 　☑语音自反馈——变调 　□语音自反馈——变速 □双音节词：_____ ◆ 传统治疗： 　□模仿复述 ◆ 实时反馈治疗： 　□与言语支持（停顿起音训练）结合进行起音实时反馈训练 　□与言语支持（音节时长训练）结合进行声时实时反馈训练 　□与言语支持（音调、响度变化训练）结合进行音调、响度实时反馈训练 　□语音自反馈——变调 　□语音自反馈——变速 □三音节词：_____ ◆ 传统治疗： 　□模仿复述	1. 音位习得正确率：40.0% 2. 言语支持（音调变化）：习惯音调260赫兹，高音调271赫兹，差异——N	1. 音位习得正确率：66.7% 2. 言语支持（音调变化）：习惯音调275赫兹，高音调316赫兹，差异——Y
		音位对比——重读治疗	训练音位对：_____ □音位对的听觉识别训练 □音位对比训练 □结合"行板节奏一"进行言语视听反馈训练		

儿童构音治疗的短期目标监控

按照治疗计划实施治疗后，应根据患者能力每隔 1 到 2 周进行一次较为全面的短期目标监控，通过 ICF 限定值以监控训练目标的具体完成情况，并可根据监控结果及时调整和修正治疗计划，从而保证后续治疗的有效进行。

一、ICF 构音治疗短期目标监控表

若时间充分，每次短期目标监控可完整地进行一次 ICF 构音功能评估；若时间紧张可仅进行构音能力以及语速和语调的精准评估，而口部运动功能评估可只选择这两周内接受训练的口部运动项目进行评估，其他项目的结果则可以直接按照首次评估或上次监控的结果记录即可。具体短期目标监控如表 3-2-1 所示。

表 3-2-1 ICF 构音治疗短期目标声母音位习得监控表

日期								
	习得与否	错误走向	习得与否	错误走向	习得与否	错误走向	习得与否	错误走向
b								
m								
d								
h								
p								

续表

日期	习得与否	错误走向	习得与否	错误走向	习得与否	错误走向	习得与否	错误走向
t								
g								
k								
n								
f								
j								
q								
x								
l								
z								
s								
r								
c								
zh								
ch								
sh								
声母音位习得	/21	损伤程度　初始值 目标值	/21	损伤程度　最终值	/21	损伤程度　最终值	/21	损伤程度　最终值

表 3-2-2　ICF 构音治疗短期目标声母音位对比和构音清晰度监控表

日期	声母音位对比	损伤程度	韵母音位对比	声调音位对比	构音清晰度	损伤程度
	/25	初始值 目标值	/10	/3		初始值 目标值
	/25	最终值	/10	/3		最终值
	/25		/10	/3		
	/25		/10	/3		

表 3-2-3　ICF 构音治疗短期目标口部感觉监控表

日期	颊部触觉反应	鼻部触觉反应	唇部触觉反应	牙龈触觉反应	硬腭触觉反应	舌前部触觉反应	舌中部触觉反应	舌后部触觉反应—呕吐反射	口部感觉功能	损伤程度	
	/4	/4	/4	/4	/4	/4	/4	/4		初始值	
										目标值	
	/4	/4	/4	/4	/4	/4	/4	/4		最终值	
	/4	/4	/4	/4	/4	/4	/4	/4			
	/4	/4	/4	/4	/4	/4	/4	/4			

表 3-2-4　ICF 构音治疗短期目标下颌运动功能监控表

日期	自然状态	咬肌肌力	向下运动	向上运动	向左运动	向右运动	前伸运动	上下连续运动	左右连续运动	下颌运动功能	损伤程度	
	/4	/4	/4	/4	/4	/4	/4	/4	/4		初始值	
											目标值	
	/4	/4	/4	/4	/4	/4	/4	/4	/4		最终值	
	/4	/4	/4	/4	/4	/4	/4	/4	/4			
	/4	/4	/4	/4	/4	/4	/4	/4	/4			

表 3-2-5　ICF 构音治疗短期目标唇运动功能监控表

日期	自然状态	流涎	唇面部肌力	展唇运动	圆唇运动	圆展交替运动	唇闭合运动	唇齿接触运动	唇运动功能	损伤程度	
	/4	/4	/4	/4	/4	/4	/4	/4		初始值	
										目标值	
	/4	/4	/4	/4	/4	/4	/4	/4		最终值	
	/4	/4	/4	/4	/4	/4	/4	/4			
	/4	/4	/4	/4	/4	/4	/4	/4			

表 3-2-6　ICF 构音治疗短期目标舌运动功能监控表

日期	自然状态	舌肌力检查	舌尖前伸	舌尖下舔颌	舌尖上舔唇	舌尖上舔齿龈	舌尖上舔硬腭	舌尖左舔嘴角	舌尖右舔嘴角
	/4	/4	/4	/4	/4	/4	/4	/4	/4
	/4	/4	/4	/4	/4	/4	/4	/4	/4
	/4	/4	/4	/4	/4	/4	/4	/4	/4
	/4	/4	/4	/4	/4	/4	/4	/4	/4

日期	舌尖左右交替	舌尖前后交替	舌尖上下交替	马蹄形上抬模式	舌两侧缘上抬模式	舌前部上抬模式	舌后部上抬模式	舌运动功能	损伤程度	
	/4	/4	/4	/4	/4	/4	/4		初始值	
									目标值	
	/4	/4	/4	/4	/4	/4	/4		最终值	
	/4	/4	/4	/4	/4	/4	/4			
	/4	/4	/4	/4	/4	/4	/4			

表 3-2-7　ICF 构音治疗短期目标语速和语调测量监控表

日期	音节数（个）	总时长（秒）	言语速率（个／秒）	损伤程度		言语基频（赫兹）	言语基频标准差（赫兹）	损伤程度	
				初始值				初始值	
				目标值				目标值	
				最终值				最终值	

二、短期目标监控及临床意义

（一）构音能力短期目标监控及临床意义

1. 评估方法及临床意义

（1）评估方法

具体可参见第三章第一节"构音治疗的实时监控"部分。

（2）临床意义

通过上述评估，可得到声母音位习得、声母音位对比和构音清晰度三个指标。

① 声母音位习得主要考察患者对 21 个声母音位构音的掌握情况，若该指标未达到无损伤程度，表示患者存在声母音位受损的情况，需针对受损声母音位加强音位恢复训练。

② 声母音位对比主要考察 25 对声母最小音位对的掌握情况，若该指标未达到无损伤程度，说明患者对于声母最小音位对容易发生混淆，需加强声母音位对比训练。

③ 构音清晰度是对声母、韵母、声调音位对比能力的综合考量，若该指标没有达到无损伤程度，表示患者存在一定程度的构音语音能力损伤（构音异常），急需开展构音治疗。

2. 评估和短期目标监控示例

以一名 5 岁听障男童秦某某的评估和短期目标监控为例。

表 3-2-8 是该患者声母音位习得的情况，首次评估时获得患者的声母音位习得情况未达到同性别、同年龄儿童的正常水平，损伤程度为 3 级，中度损伤。针对未习得的音位按照正常儿童声母音位习得的难易顺序进行音位诱导和音位习得训练，采用传统治疗和实时反馈治疗相结合的形式开展，一周进行 3 次训练，现阶段（1 个月）的长期目标为使患者的损伤程度降到 1 级（轻度损伤）。经过 2 周的训练后进行短期目标监控，发现患者已掌握声母个数 11 个，声母音位习得情况的损伤程度由 3 级（重度损

伤）降为 2 级（中度损伤），较首次评估已有显著改善。再经过 2 周的训练后进行短期目标监控，发现患者已掌握声母个数为 13 个，声母音位习得的损伤程度仍为 2 级（中度损伤），但音位习得个数有了明显增加，后续仍可按照本阶段治疗计划开展训练。

表 3-2-9 是该患者声母音位对比和构音清晰度的情况，首次评估发现该患者声母音位对比和构音清晰度未达到同性别、同年龄儿童的正常水平，损伤程度均为 3 级（重度损伤）。针对未习得的音位对按照音位对习得的难易顺序在开展上述音位诱导和习得训练的同时进行音位对比训练，同样采用传统治疗和实时反馈治疗相结合的形式开展，一周进行 3 次训练，现阶段（1 个月）的长期目标是使患者的损伤程度降到 1 级（轻度损伤）。经过 2 周的训练后进行短期目标监控，发现患者习得的声母音位对比达到了 10 对，且损伤程度降到了 2 级（中度损伤），而构音清晰度也得到较大的改善，损伤程度降到 2 级（中度损伤）。再进行 2 周训练后进行监控显示患者声母音位对比的习得情况达到了 13 对，声母音位对比和构音清晰度的损伤程度仍为 2 级（中度损伤），但较上一次监控得到了进一步提高，后续仍需进一步开展音位对比训练。

表 3-2-8　秦某某的声母音位习得监控表

日期	7 月 18 日		7 月 25 日		8 月 15 日			
	习得与否	错误走向	习得与否	错误走向	习得与否	错误走向	习得与否	错误走向
b	√		√		√			
m	√		√		√			
d	×	t	√		√			
h	√		√		√			
p	√		√		√			
t	√		√		√			
g	×	⊖	√		√			
k	⊖		×	g	√			
n	√		√		√			
f	×	⊗	×	⊗	√			

续表

日期	7月18日		7月25日		8月15日			
	习得与否	错误走向	习得与否	错误走向	习得与否	错误走向	习得与否	错误走向
j	×	q	×	q	×	q		
q	√		√		√			
x	×	⊗	×	⊗	×	⊗		
l	×	⊗	×	⊗	×	⊗		
z	×	⊗	×	⊗	×	⊗		
s	√		√		√			
r	×	⊗	×	⊗	×	⊗		
c	×	⊗	×	⊗	×	⊗		
zh	×	⊗	×	⊗	×	⊗		
ch	√		√		√			
sh	×	s	×	s	×	s		
声母音位习得	9/21	损伤程度 初始值 3 目标值 1	11/21	损伤程度 最终值 2	13/21	损伤程度 最终值 2	/21	损伤程度 最终值

注1：正确记为"√"；歪曲记为"⊗"；遗漏记为"—"；替代记为实发音。

注2：损伤程度是评估监控指标通过 ICF 转换所获得的限定值，分为"0（无损伤）、1（轻度损伤）、2（中度损伤）、3（重度损伤）、4（完全损伤）"5 个等级。

表 3-2-9　秦某某声母音位对比和构音清晰度监控表

日期	声母音位对比	损伤程度		韵母音位对比	声调音位对比	构音清晰度	损伤程度	
7月18日	5/25	初始值	3	5/10	1/3	18.42%	初始值	3
		目标值	1				目标值	1
8月1日	10/25	最终值	2	6/10	1/3	44.74%	最终值	2
8月15日	13/25		2	7/10	2/3	57.89%		2
	/25			/10	/3			

注：损伤程度是评估监控指标通过 ICF 转换所获得的限定值，分为"0（无损伤）、1（轻度损伤）、2（中度损伤）、3（重度损伤）、4（完全损伤）"5 个等级。

（二）口部运动功能短期目标监控及临床意义

1. 评估方法及临床意义

（1）评估方法

① 口部感觉：评估时，治疗师与患者面对面坐着，治疗师用纸巾（用于口周）或棉签（用于口内）触碰目标部位。

② 下颌运动、唇运动、舌运动：评估时，治疗师与患者面对面坐着，由治疗师示范目标动作，并要求患者模仿。

③ 按照评估的分级标准对每个评估的子项目进行0—4级的评级。

（2）临床意义

通过上述评估，可得到口部感觉、下颌运动、唇运动和舌运动四个指标。

① 如果发现患者口部感觉没有达到无损伤程度，则表示患者可能存在一定程度的口部感觉损伤。提示：需在进行下颌、唇、舌的运动治疗前首先进行感知觉训练。

② 如果发现患者下颌运动没有达到无损伤程度，则表示患者可能存在一定程度的下颌运动损伤；可具体分析下颌自然状态，咬肌肌力，上、下、左、右运动，前伸运动以及上下、左右连续运动等这5个维度的功能情况，根据受损的严重程度和这5个维度的难易顺序并结合构音的需要来开展下颌运动治疗。

③ 如果发现患者唇运动没有达到无损伤程度，则表示患者可能存在一定程度的唇运动损伤；可具体分析唇自然状态，唇面部肌力，展、圆唇和圆展交替运动，闭合运动以及唇齿接触运动这5个维度的功能情况，根据受损的严重程度和这5个维度的难易顺序并结合构音的需要来开展唇运动治疗。

④ 如果发现患者舌运动没有达到无损伤程度，则表示患者可能存在一定程度的舌运动损伤；可具体分析舌自然状态，舌肌力，舌尖前伸运动，舌尖下、上、左、右运动，舌尖交替运动，马蹄形、两侧缘上抬运动以及舌前后部上抬运动这7个维度的功能情况，根据受损的严重程度和这7个维度的难易顺序并结合构音的需要来开展舌运动治疗。

2. 评估和短期目标监控示例

以一名5岁听障男童秦某某的评估和短期目标监控为例。

第一，表 3-2-10 是该患者唇运动功能的测量结果，首次评估显示其唇运动功能的情况未达到同性别、同年龄儿童的正常水平，损伤程度为 1 级（轻度损伤）。具体分析发现该患者唇自然状态，展、圆唇运动和唇闭合运动功能均已达到正常级别，而其他维度的运动仍需进一步训练，因此在开展构音训练的同时需首先改善患者的唇面部肌力，再结合构音需要按照难易顺序依次提高圆展交替运动和唇齿接触运动功能。现阶段（1 个月）设定的长期目标为损伤程度达到 0 级（无损伤）。首先进行 2 周训练，以改善患者的唇面部肌力和提高圆展交替运动功能为主，2 周训练后进行短期目标监控（仅需监控训练维度，其他维度记为首次评估的结果）发现，患者唇运动功能的损伤程度仍为 1 级（轻度损伤），但圆展交替运动功能得到了一定的提高，后续训练应在进一步巩固的同时加强唇齿接触运动功能。2 周后再次监控（仅需监控训练维度，其他维度记为上一次监控的结果）显示患者唇面部肌力和圆展交替运动已达到正常程度，唇齿接触运动功能也得到了一定的提高，患者唇运动功能的损伤程度降为 0 级（无损伤），已达到现阶段的训练目标，可在后续治疗中进一步强化巩固。

第二，表 3-2-11 是该患者舌运动功能的测量结果，首次评估得到其舌运动功能的情况未达到同性别、同年龄儿童的正常水平，损伤程度为 2 级，中度损伤。具体分析发现该患者舌自然状态，舌肌力，舌尖前伸运动，舌尖下、上、左、右运动，舌尖交替运动，马蹄形、两侧缘上抬运动以及舌前、后上抬运动这 7 个维度的受损均相对较重，因此在开展构音训练的同时需首先改善患者的舌肌力，再结合构音需要按照难易顺序依次提高舌尖前伸运动，舌尖下、上、左、右运动，舌尖交替运动，马蹄形、两侧缘上抬运动以及舌前、后上抬运动功能。现阶段（1 个月）设定的长期目标为损伤程度达到 0 级（无损伤）。首先进行 2 周训练，以改善患者的舌肌力和提高舌尖前伸运动，舌尖下、上、左、右运动功能为主，经过 2 周训练后进行短期目标监控（仅需监控训练维度，其他维度记为首次评估的结果）发现，患者舌运动功能的损伤程度仍为 2 级（中度损伤），但舌自然状态，舌肌力以及舌尖下、上、左、右运动功能均得到了一定的改善，后续可继续进行同样的训练。经过 2 周后再次监控（仅需监控训练维度，其他维度记为上一次监控的结果）发现患者舌运动功能的损伤程度降为 1 级（轻度损伤），未达到本阶段目标，但舌肌力，舌尖前伸运动以及舌尖下、上、左、右运动功能均较上一次监控得到了较大的提高，后续训练应在进一步巩固的同时加强舌尖交替运动功能。

表 3-2-10　秦某某唇运动功能监控表

日期	自然状态	流涎	唇面部肌力	展唇运动	圆唇运动	圆展交替运动	唇闭合运动	唇齿接触运动	唇运动功能	损伤程度	
7 月 18 日	4/4	4/4	3/4	4/4	4/4	2/4	4/4	1/4	81.25%	初始值	1
										目标值	0
8 月 1 日	4/4	4/4	3/4	4/4	4/4	3/4	4/4	1/4	84.38%		1
8 月 15 日	4/4	4/4	4/4	4/4	4/4	4/4	4/4	2/4	93.75%	最终值	0
	/4	/4	/4	/4	/4	/4	/4	/4			

注：损伤程度是评估监控指标通过 ICF 转换所获得的限定值，分为"0（无损伤）、1（轻度损伤）、2（中度损伤）、3（重度损伤）、4（完全损伤）"5 个等级。

表 3-2-11　秦某某舌运动功能监控表

日期	自然状态	舌肌力检查	舌尖前伸	舌尖下舔颌	舌尖上舔唇	舌尖上舔齿龈	舌尖上舔硬腭	舌尖左舔嘴角	舌尖右舔嘴角
7 月 18 日	2/4	1/4	3/4	3/4	3/4	3/4	1/4	3/4	2/4
8 月 1 日	3/4	2/4	3/4	3/4	3/4	3/4	2/4	3/4	3/4
8 月 15 日	3/4	3/4	4/4	4/4	4/4	4/4	3/4	3/4	3/4
	/4	/4	/4	/4	/4	/4	/4		/4

日期	舌尖左右交替	舌尖前后交替	舌尖上下交替	马蹄形上抬模式	舌两侧缘上抬模式	舌前部上抬模式	舌后部上抬模式	舌运动功能	损伤程度	
7 月 18 日	2/4	3/4	2/4	2/4	1/4	3/4	2/4	56.25%	初始值	2
									目标值	0
8 月 1 日	2/4	3/4	2/4	2/4	1/4	3/4	2/4	62.50%		2
8 月 15 日	2/4	3/4	2/4	2/4	1/4	3/4	2/4	71.88%	最终值	1
	/4	/4	/4	/4	/4	/4	/4			

注：损伤程度是评估监控指标通过 ICF 转换所获得的限定值，分为"0（无损伤）、1（轻度损伤）、2（中度损伤）、3（重度损伤）、4（完全损伤）"5 个等级。

（三）语速和语调短期目标监控及临床意义

1. 评估方法

（1）评估方法（三选一）

① 询问患者："你叫什么名字？你今年几岁了？"引导患者回答。

② 看图说话：出示"做家务"的场景图片（如图 3-2-1 所示），引导患者从"图片上有哪些东西？哪些人？这些人在做什么？"等方面描述图片内容。

③ 阅读（或朗读）："妈妈爱宝宝，宝宝爱妈妈。"

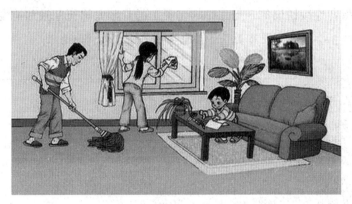

图 3-2-1　连续语音能力评估图

（2）分析步骤（主要借助言语障碍测量仪进行）

① 言语速率分析。

第一步：剪切患者所说句子（若采用看图说话，则选择患者连续说出的 3 句完整的句子）的音频，分别剪切出每句话的音频，并对每句话进行分析。

第二步：根据声波图确定某句话的起始点，截取某句话的持续总时长并记录（如图 3-2-2 所示）。

第三步：确定某句话的音节数。

第四步：根据公式进一步计算得到某句话的言语速率（言语速率=音节数/总时长）。

第五步：得到所有句子的言语速率后进行求平均，得到最后的均值。

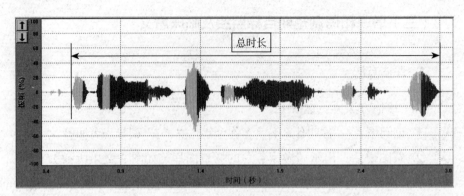

图 3-2-2 总时长截取

② 言语基频标准差分析。剪切出患者所说句子（若采用看图说话，则选择患者连续说出的 3 句完整的句子）的音频并进行基频和响度特征分析，如图 3-2-3 所示，得到言语基频和言语基频标准差的值。

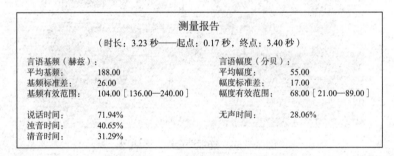

图 3-2-3 连续语音基频和强度特征分析

2. 临床意义

（1）通过上述评估，可得到连续语音的言语速率这一反映语速的指标

如果测得的言语速率高于无损伤程度的上限值，说明患者连续语音时出现了发音缩短和 / 或无声间隔（即停顿）缩短等现象，从而导致连续语音语速过快的问题；如果测得的言语速率低于无损伤程度的下限值，说明患者连续语音时出现了发音拖延和 / 或无声间隔（即停顿）延长等现象，从而导致连续语音语速过慢的问题。

（2）通过上述评估，可得到言语基频标准差这一反映语调的指标

如果患者言语基频标准差低于无损伤程度的下限值，说明患者存在语调单一的问题；如果患者言语基频标准差高于无损伤程度的上限值，说明

患者存在语调变化过大的问题。

3. 评估和短期目标监控示例

以一名 5 岁听障男童秦某某的评估和短期目标监控为例。

表 3-2-12 是该患者连续语音言语速率和言语基频标准差的测量结果。首次评估显示该患者连续语音言语速率未达到同性别、同年龄儿童的正常水平，损伤程度为 2 级（中度损伤）；言语基频标准差也未达到同性别、同年龄儿童的正常水平，损伤程度为 1 级（轻度损伤）。首次评估结果表明患者存在语速过慢和语调单一的问题。因此在开展上述构音训练时，结合言语支持、语音自反馈和言语重读训练以改善患者语速和语调问题。现阶段（1 个月）设定的长期目标为语速（连续语言言语速率）的损伤程度达到 1 级（轻度损伤），语调（言语基频标准差）的损伤程度达到 0 级（无损伤）。经过 2 周训练后进行短期目标监控，监控结果显示，言语速率损伤程度仍为 2 级（中度损伤），但较首次评估语速有所提高；言语基频标准差损伤程度降为 0 级（无损伤），语调单一问题得到解决，完成本阶段的训练目标。又经过 2 周训练后，再次监控发现，言语速率的损伤程度降到 1 级（轻度损伤），达到本阶段的训练目标。后续治疗可继续在该阶段基础上适当地提高难度继续开展训练。

表 3-2-12　秦某某连续语音的语速和语调测量

日期	音节数（个）	总时长（毫秒）	言语速率（个/秒）	损伤程度		言语基频（赫兹）	言语基频标准差（赫兹）	损伤程度	
7 月 18 日	13	7970	1.63	初始值	2	343	25	初始值	1
				目标值	1			目标值	0
8 月 1 日	10	6360	1.57	最终值	2	345	32	最终值	0
8 月 15 日	14	7034	1.99		1	356	41		0

注：损伤程度是评估监控指标通过 ICF 转换所获得的限定值，分为"0（无损伤）、1（轻度损伤）、2（中度损伤）、3（重度损伤）、4（完全损伤）"5 个等级。

ICF 儿童构音疗效评价

在实施阶段治疗计划的过程中，根据患者能力和训练安排，可在阶段中期和末期或仅在阶段末期再次进行 ICF 构音功能评估，以便对治疗效果进行整体评价，如表 3-3-1 所示。

表 3-3-1　ICF 儿童构音疗效评价表

ICF 类目组合		初期评估						目标值	中期评估（康复　周）						目标达成	末期评估（康复　周）						目标达成
		ICF 限定值							干预	ICF 限定值						干预	ICF 限定值					
		问题								问题							问题					
		0	1	2	3	4				0	1	2	3	4			0	1	2	3	4	
b320	声母音位习得																					
	声母音位对比																					
	构音清晰度																					
	口部感觉																					
	下颌运动																					
	唇运动																					
	舌运动																					
b3302	连续语音能力—言语速率																					
b3303	言语基频标准差																					

第四章

儿童构音治疗个别化康复案例分析

4

本章主要采用案例分析的形式具体讲解儿童构音治疗的过程，以发育迟缓儿童、听障儿童、脑瘫儿童和腭裂儿童为例详细阐述患者基本信息的填写、ICF构音功能评估结果的获得、ICF构音治疗计划的制订、构音治疗过程及实时监控、短期目标监控和疗效评价的整个治疗过程。

发育迟缓儿童构音治疗的个别化康复案例

本节以某发育迟缓儿童的构音治疗为例，具体阐述 ICF 框架下构音治疗的实施过程。

一、患者基本信息

通过询问家长家族史、病史和查阅该患者的相关诊断材料，并与患者进行简单会话，收集到患者的基本信息和初步获得患者的能力情况，如表4-1-1 所示。

表 4-1-1   患者基本信息表

患者基本信息
姓　名：　刘某某　　出生日期：　2014 年 8 月 20 日　　性别：☑男　　□女
检查者：　葛某某　　评估日期：　2018 年 11 月 28 日　　编号：＿＿＿＿
类　型：□智障＿＿　□听障＿＿　□脑瘫＿＿　□孤独症＿＿　☑发育迟缓＿＿
□失语症＿＿＿＿＿＿　□神经性言语障碍（构音障碍）＿＿＿＿＿
□言语失用症＿＿＿　□其他＿＿＿＿＿
主要交流方式：☑口语　□图片　□肢体动作　□基本无交流
听力状况：☑正常　□异常　听力设备：□人工耳蜗　□助听器　补偿效果＿＿＿
进食状况：喜欢软食。
言语、语言、认知状况：言语方面，说话气短，一字一顿；构音器官动作范围小，构音清晰度较差。语言方面，理解能力尚可，能表达简单的名词、动词和人称代词。认知方面，认识简单的颜色、形状、数字等基本概念。
口部触觉感知状况：弱敏，喜欢咬手指。

二、ICF 构音功能评估结果

（一）构音功能精准评估结果

按照本书第二章所提出的构音功能精准评估方法对该患者进行构音功能评估，得到以下评估结果。

（1）构音能力精准评估结果

声母音位习得 9 个，声母音位对比习得 9 对，构音清晰度为 34.21%。

（2）口部运动功能精准评估结果

口部感觉功能得分为 91.00%，下颌运动功能得分为 75.00%，唇运动功能得分为 81.00%，舌运动功能得分为 70.00%。

（3）语速和语调的精准评估结果

连续语音言语速率为 1.33 个 / 秒，言语基频标准差为 27.91 赫兹。

（二）ICF 构音功能评估表

将上述所得评估结果导入 ICF 转换器进行功能损伤程度的转换，并对评估结果进行具体的描述和分析，如表 4-1-2 所示。

表 4-1-2　ICF 构音功能评估表

身体功能，即人体系统的生理功能损伤程度			无损伤	轻度损伤	中度损伤	重度损伤	完全损伤	未特指	不适用
			0	1	2	3	4	8	9
b320	构音功能（Articulation functions）	声母音位习得（获得）	☐	☐	☒	☐	☐	☐	☐
		声母音位对比	☐	☐	☒	☐	☐	☐	☐
		构音清晰度	☐	☐	☒	☐	☐	☐	☐
		口部感觉	☐	☒	☐	☐	☐	☐	☐
		下颌运动	☐	☒	☐	☐	☐	☐	☐
		唇运动	☐	☒	☐	☐	☐	☐	☐
		舌运动	☐	☒	☐	☐	☐	☐	☐

身体功能，即人体系统的生理功能损伤程度	无损伤	轻度损伤	中度损伤	重度损伤	完全损伤	未特指	不适用
	0	1	2	3	4	8	9

b320	产生言语声的功能，包含构音清晰功能、构音音位习得（获得）功能。 功能受损时表现为痉挛型、运动失调型、弛缓型神经性言语障碍等神经损伤导致的构音障碍。 不包含：语言心智功能（b167）；嗓音功能（b310）。
	信息来源：☒病史　□问卷调查　□临床检查　☒医技检查
	问题描述： 　　1. 已掌握声母个数 9 个↓。 　　相对年龄 3 岁以下，声母音位习得能力中度损伤。 　　2. 已掌握声母音位对 9 对↓。 　　声母音位对比能力中度损伤。 　　3. 构音清晰度得分为 34.21%↓。 　　相对年龄 3 岁以下，构音语音能力中度损伤。 　　4. 口部感觉得分为 91.00%↓。 　　相对年龄为 3 岁以下，患者喜欢被刺激的感觉，甚至不想让治疗师停下来，口部感觉处于轻度损伤。 　　5. 下颌运动得分为 75.00%↓。 　　相对年龄 3 岁，能完成目标动作，但控制略差，下颌运动轻度损伤。 　　6. 唇运动得分为 81.00%↓。 　　相对年龄 3 岁以下，能完成目标动作，但控制略差，唇运动轻度损伤。 　　7. 舌运动得分为 70.00%↓。 　　相对年龄 3 岁，能完成目标动作，但控制略差，舌运动轻度损伤。 进一步描述： 　　1. 声母音位习得处于第二阶段，已习得声母有 /b、m、d、h/、/p、g、k、n/、/f/，未习得声母有 /t/、/j、q、x/、/l、z、s、r/、/c、zh、ch、sh/。 　　训练建议：对第二阶段未习得的声母音位进行音位诱导、音位习得训练。 　　音位诱导：可借助相关的口部运动治疗方法找到正确的发音部位和发音方式（具体参见构音测量与训练仪）。 　　音位习得：选择模仿复述的方法，并结合言语支持训练，进行停顿起音、音节时长或音调变化的实时视听反馈训练（具体参见言语矫治仪）。 　　2. 已习得声母音位对有 9 对，未习得声母音位对有 16 对。 　　训练建议：对未习得的音位对进行音位对比训练。 　　听觉识别：进行未习得音位对的听觉识别训练。 　　音位对比：选择模仿复述的方法，并结合重读治疗法中"行板节奏一"进行视听反馈训练（具体参见构音测量与训练仪）。

				0	1	2	3	4	8	9
b3302	语速 （Speed of speech）	连续语音能力	言语速率	□	□	☒	□	□	□	□
	言语产生速率的功能，包括迟语症和急语症。									
	信息来源：☒病史　□问卷调查　□临床检查　☒医技检查									

续表

身体功能，即人体系统的生理功能损伤程度		无损伤	轻度损伤	中度损伤	重度损伤	完全损伤	未特指	不适用
		0	1	2	3	4	8	9
b3302	问题描述： 　　连续语音的言语速率为 1.33 个 / 秒↓；连续语音时发音拖延和 / 或停顿拖延，言语速率的控制能力中度损伤。							
		0	1	2	3	4	8	9
b3303	语调 Melody of speech　言语基频标准差	□	□	☒	□	□	□	□
	言语中音调模式的调节功能，包括言语韵律、语调、言语旋律功能。功能受损时表现为言语平调、音调突变等障碍。							
	信息来源：☒病史　□问卷调查　□临床检查　☒医技检查							
	问题描述： 　　言语基频标准差为 27.91 赫兹↓。 　　语调单一，连续语音语调变化的控制能力中度损伤。							

三、ICF 构音治疗计划的制订

（一）确定训练音位

由构音功能评估结果可知，患者未习得的声母音位有 /t/、/j、q、x/、/l、z、s、r/、/c、zh、ch、sh/，可按照正常儿童声母音位习得的顺序开展治疗。根据患者的学习和接受能力，确定本阶段（2 个月）所需要训练的音位为 /t、j、q、x、l/。

（二）选择训练内容和方法

针对本阶段待训练的声母音位开展音位诱导、音位习得和音位对比训练，根据患者能力选择对应的训练内容，如音位习得训练主要进行单音节词和双音节词的训练。另外该患者还存在语速和语调的问题，根据患者情况在开展上述构音训练的同时选择性地进行言语支持、语音自反馈和言语重读训练，如患者存在停顿拖延的语速问题和语调单一的问题，则选择言语支持训练中的停顿起音和音调、响度变化训练。口部运动功能治疗主要在进行上述未习得音位的音位诱导训练时开展，因此勾选与本阶段待训练的声母音位和主要韵母音位构音所需要的口部运动且精准评估中未达到正常的项目，如声母音位 /t/ 构音需要舌尖上舔齿龈和马蹄形上抬，而患者这两项评估均未达到正常，因此勾选舌运动中的第三项和第五项。

（三）确定实施人员和治疗目标

治疗计划的制订还需确定治疗计划实施的人员和本阶段的治疗目标，具体如表 4-1-3 所示。

表 4-1-3 ICF 构音治疗计划表

治疗任务（7项）		治疗方法（音位6种 + 口部15种）	康复医师	护士	言语治疗师	特教教师	初始值	目标值	最终值
b320	声母音位习得	训练音位：/t、j、q、x、l/ ☑音位诱导 　☑发音部位 　☑发音方式 ☑音位习得			√		2	1	1
	声母音位对比	☑单音节词 　☑双音节词 　☐三音节词 ☑音位对比 　☑听说对比			√		2	0	0
	构音清晰度	☑言语重读 　☑行板节奏一 ☑言语支持 　☑停顿起音 　☐音节时长 　☑音调、响度变化 ☑语音自反馈			√		2	0	0
	口部感觉	☑改善颊，鼻，唇，牙龈，硬腭，舌前、中、后部感觉			√		1	0	0
	下颌运动	☐提高咬肌肌力 ☑提高下颌向下、上、左、右运动 ☐提高下颌前伸运动 ☑提高下颌上下、左右连续运动			√		1	0	0

续表

治疗任务 （7项）		治疗方法 （音位6种＋口部15种）	康复 医师	护士	言语 治疗 师	特教 教师	初始 值	目标 值	最终 值
b320	唇运动	☐ 改善流涎、唇面部肌力 ☑ 提高展、圆、圆展交替运动 ☐ 提高唇闭合运动 ☐ 提高唇接触运动			√		1	0	0
	舌运动	☐ 提高舌肌力 ☐ 提高舌尖前伸运动 ☑ 提高舌尖上舔唇、齿龈、硬腭，舌尖左舔、右舔嘴角运动 ☑ 提高舌尖左右、前后、上下交替运动 ☑ 提高马蹄形、舌两侧缘上抬模式 ☑ 提高舌前、后部上抬模式			√		1	0	0

四、构音治疗过程及实时监控

本阶段治疗计划持续 2 个月，每周根据患者能力情况和家庭情况来安排个别化康复训练次数（一周 3—5 次），每次训练以 35—50 分钟为宜。下面主要以该患者的一次个别化康复训练过程为例（声母音位 /t/ 的音位诱导和音位习得训练）来进行详细讲解。

（一）治疗设备及辅具

构音测量与训练仪，言语障碍矫治仪，舌尖运动训练器，镜子，羽毛或蜡烛等。

（二）治疗过程

1. 前测（3—5分钟）

（1）音位习得前测

采用构音测量与训练仪进行前测（如图 4-1-1 所示），选择前测语料

"/tɑ/ 她、/ti/ 剃、/tu/ 吐"，通过复述的形式，让患者每个音节说三次并录音，记录音位 /t/ 发音的正确与否（正确记为 1，错误记为 0）并计算正确率，具体结果见表 4-1-4。

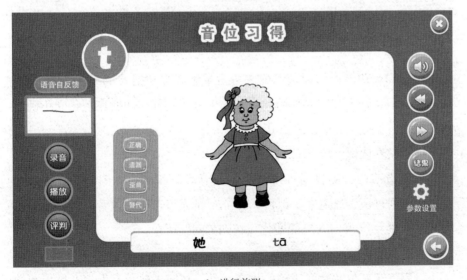

a. 选择语料

b. 进行前测

图 4-1-1　音位习得前测

（2）言语支持前测

采用言语障碍矫治仪进行前测，本次训练仅进行停顿起音训练，因此只需进行停顿起音的测量。停顿起音要求测量连续起音说两次词语之间的停顿时长并进行正常吸气的习惯起音和深吸气的缓慢起音之间的比较（如图 4-1-2 所示），比较两次的测量结果是否有明显差异，明显差异是指两次测量的差异在 20% 以上，具体结果见表 4-1-5。

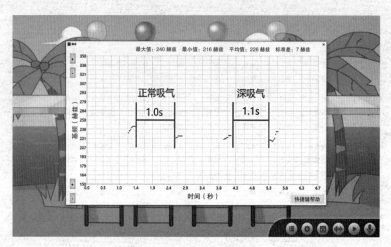

图 4-1-2　言语支持前测

2. 声母音位 /t/ 的音位诱导（15—20 分钟）

根据构音功能评估和训练前测可发现患者常常把 /t/ 替代为 /d/，发音部位正确但发音方式错误，因此应帮助患者找到其问题所在，建立正确的构音运动，掌握正确的发音方式。

（1）发音认识

首先借助构音测量与训练仪中的发音教育视频（如图 4-1-3 所示），帮助患者通过视听通道来认识目标音位 /t/ 的发音部位和发音方式，引导患者注意观察发 /t/ 音时气流的变化，找到其问题所在。

（2）巩固训练

巩固发音部位并建立正确的构音运动。在镜子前示范舌尖上舔齿龈的动作，让患者看着镜子跟着模仿该动作，巩固 /t/ 的发音部位。用舌尖运动训练器凹面朝下贴在患者上腭下方，使小孔正好放置于上齿龈处，让患者将舌尖伸至勺中间的小孔，然后根据构音测量与训练仪中口部运动治疗部分的舌尖运动训练法（如图 4-1-4 所示）进行舌尖送气塞音的构音运动训练。

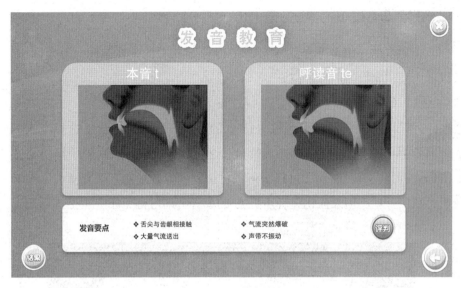

图 4-1-3　发音教育

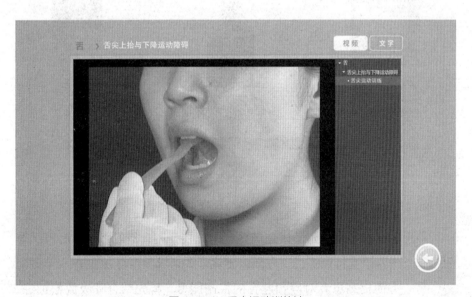

图 4-1-4　舌尖运动训练法

（3）掌握正确的发音方式

将羽毛或点燃的蜡烛放在嘴前，让患者观察发 /t/ 音时抖动的羽毛或火苗，帮助患者理解 /t/ 的送气特征。结合快速用力呼气法进行训练，采用腹式呼吸深吸气，用力呼气的同时发 /t/（本音），通过羽毛或蜡烛感知呼气，帮助患者掌握 /t/ 的送气特征。

3. 声母音位 /t/ 的音位习得（10—15 分钟）

在初步诱导出声母音位 /t/ 后，进行与 /t/ 相关的单音节词的习得训练，以巩固新诱导出的声母音位 /t/。

（1）传统治疗

可采用构音测量与训练仪进行 /t/ 的音位习得训练，首先选择本次训练需要习得的单音节词"她、剃、吐、抬、逃、铁"，然后采用模仿复述的形式进行训练，在训练过程中可以将患者的发音录制下来并播放给患者听，利用听觉反馈来强化患者声母 /t/ 的单音节词习得（如图 4-1-5 所示）。

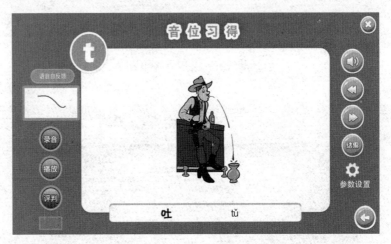

图 4-1-5 /t/ 的单音节词习得训练

（2）实时反馈治疗

该患者存在停顿拖延的语速问题，因此在开展音位习得训练时可结合停顿起音的言语支持训练，一方面以游戏形式来巩固声母 /t/ 的单音节词习得，另一方面提高患者对停顿起音的控制能力。首先结合呼吸放松训练，通过平静状态下"正常吸气"和双臂转圈下"深吸气"认识正常吸气和深吸气。然后结合言语障碍矫治仪的起音感知或训练游戏进行平静状态下"正常吸气"和双臂转圈下"深吸气"的起音训练（如图 4-1-6 所示）如"/tu/ 兔—正常吸气—/tu/ 兔"和"/tu/ 兔—深吸气—/tu/ 兔"。

4. 后测（3—5 分钟）

后测语料、方式和结果记录同前测相同，音位习得实时监控如表

4-1-4 所示，言语支持实时监控如表 4-1-5 所示。

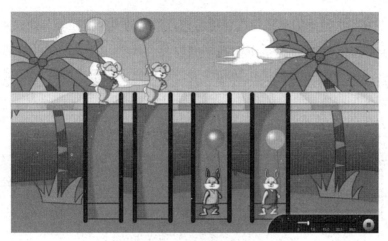

图 4-1-6　停顿起音训练

表 4-1-4　构音治疗过程中音位习得实时监控

日期	阶段	音位	声韵组合	音位习得情况					
				前测	错误走向	正确率	后测	错误走向	正确率
11月 29日	二	/t/	/tɑ/ 她	010	t→d		110	t→d	
			/ti/ 剃	000	t→d		010	t→d	
			/tu/ 吐	000	t→d	11.1%	100	t→d	44.4%

表 4-1-5　构音治疗过程中言语支持实时监控

日期	发音状态	语料	前测（秒）		差异	后测（秒）		差异
11月 29日	停顿起音（习惯——缓慢）	/tɑ/	1.0	1.1	N	1.0	1.2	N
	音节时长（习惯——延长）							
	音调变化 （习惯——□高 / □低）							

（三）实时监控表

按照本次训练的实施勾选和填写构音治疗的实时监控表，如表4-1-6所示。此表一方面证明了本次训练的即时有效性，另一方面可呈现给家长，为实施家庭康复提供指导和参考，还可以作为下次训练方案制订的依据。

表4-1-6　实时监控表

日期	训练类型	内容		训练前描述（如需）	训练效果
11月29日	声母音位习得 声母音位对比 构音清晰度	训练音位：　/t/		音位习得正确率：11.1% 停顿起音：习惯起音1.0秒，缓慢起音1.1秒，差异——N	音位习得正确率：44.4% 停顿起音：习惯起音1.0秒，缓慢起音1.2秒，差异——N
		音位诱导——口部运动治疗	☑发音部位的诱导：舌尖运动训练法 _____ ☑发音方式的诱导：快速用力呼气法 _____		
		音位习得——促进治疗	☑单音节词：她、剃、吐、抬、逃、铁 ◆传统治疗： ☑模仿复述 ◆实时反馈治疗： ☑与言语支持（停顿起音训练）结合进行起音实时反馈训练 □与言语支持（音节时长训练）结合进行声时实时反馈训练 □与言语支持（音调、响度变化训练）结合进行音调、响度实时反馈训练 □语音自反馈——变调 □语音自反馈——变速 □双音节词：_____ ◆传统治疗： □模仿复述 ◆实时反馈治疗： □与言语支持（停顿起音训练）结合进行起音实时反馈训练 □与言语支持（音节时长训练）结合进行声时实时反馈训练 □与言语支持（音调、响度变化训练）结合进行音调、响度实时反馈训练		

续表

日期	训练类型		内容	训练前描述（如需）	训练效果
			☐ 语音自反馈——变调 ☐ 语音自反馈——变速 ☐ 三音节词：＿＿＿＿＿＿＿ ◆ 传统治疗： ☐ 模仿复述		
		音位对比——重读治疗	训练音位对：＿＿＿＿＿＿ ☐ 音位对的听觉识别训练 ☐ 音位对比训练 ☐ 结合"行板节奏一"进行言语视听反馈训练		

五、短期目标监控

治疗计划实施过程中，根据患者能力每隔 2 周进行一次短期目标监控。首先进行构音能力精准评估，并进行 ICF 限定值转换，得到声母音位习得、声母音位对比和构音清晰度的短期目标监控结果，如表 4-1-7 和表 4-1-8 所示，与目标值进行比较，可得到目标的完成情况，发现虽然经过 2 周训练并未达到训练目标，但患者能力有较明显的提高，后续可继续按照治疗计划开展训练。然后选择这 2 周所训练的口部运动项目进行评估，口部感觉功能仅评估舌前部、舌中部触觉反应，下颌运动功能仅评估下颌向上、向下运动，唇运动功能仅评估圆、展唇运动，舌运动功能仅评估舌尖上舔唇、舌尖上舔齿龈和舌尖上舔硬腭运动，其他项目直接记录首次评估的结果，结果如表 4-1-9、表 4-1-10、表 4-1-11 和表 4-1-12 所示，与目标值比较，发现口部感觉和下颌运动已达到训练目标，后续训练中可仅进行巩固；而唇运动和舌运动尚未达到训练目标，可继续按照治疗计划进行训练。最后，进行语速和语调的精准评估，短期目标监控如表 4-1-13 所示，尚未达到训练目标，应在后续治疗中继续进行言语支持、语音自反馈和言语重读训练。

表 4-1-7　声母音位习得的短期目标监控表

日期	11 月 28 日		12 月 11 日		习得与否	错误走向	习得与否	错误走向
	习得与否	错误走向	习得与否	错误走向				
b	√		√					
m	√		√					
d	√		√					
h	√		√					
p	√		√					
t	×	d	√					
g	√		√					
k	√		√					
n	√		√					
f	√		√					
j	×	⊖	×	⊖				
q	×	⊖	×	⊖				
x	×	⊖	×	⊖				
l	×	n	×	n				
z	×	⊖	×	⊖				
s	×	⊖	×	⊖				
r	×	⊖	×	⊖				
c	×	⊗	×	⊗				
zh	×	⊖	×	⊖				
ch	×	⊖	×	⊖				
sh	×	⊖	×	⊖				
声母音位习得	9/21	损伤程度　初始值 2　目标值 1	10/21	损伤程度　最终值 2	/21	损伤程度　最终值	/21	损伤程度　最终值

注 1：正确记为"√"；歪曲记为"⊗"；遗漏记为"⊖"；替代记为实发音。

注 2：损伤程度是评估监控指标通过 ICF 转换所获得的限定值，分为"0（无损伤）、1（轻度损伤）、2（中度损伤）、3（重度损伤）、4（完全损伤）"5 个等级。

表 4-1-8 声母音位对比和构音清晰度的短期目标监控表

日期	声母音位对比	损伤程度		韵母音位对比	声调音位对比	构音清晰度	损伤程度	
11 月 28 日	9/25	初始值	2	2/10	2/3	34.21%	初始值	2
		目标值	0				目标值	0
12 月 11 日	12/25		1	4/10	2/3	47.37%		2
	/25	最终值		/10	/3		最终值	
	/25			/10	/3			

注：损伤程度是评估监控指标通过 ICF 转换所获得的限定值，分为"0（无损伤）、1（轻度损伤）、2（中度损伤）、3（重度损伤）、4（完全损伤）"5 个等级。

表 4-1-9 口部感觉功能的短期目标监控表

日期	颊部触觉反应	鼻部触觉反应	唇部触觉反应	牙龈触觉反应	硬腭触觉反应	舌前部触觉反应	舌中部触觉反应	舌后部触觉反应—呕吐反射	口部感觉功能	损伤程度	
11 月 28 日	4/4	4/4	4/4	4/4	4/4	3/4	3/4	3/4	91%	初始值	1
										目标值	0
12 月 11 日	4/4	4/4	4/4	4/4	4/4	4/4	4/4	3/4	97%		0
	/4	/4	/4	/4	/4	/4	/4	/4		最终值	
	/4	/4	/4	/4	/4	/4	/4	/4			

注：损伤程度是评估监控指标通过 ICF 转换所获得的限定值，分为"0（无损伤）、1（轻度损伤）、2（中度损伤）、3（重度损伤）、4（完全损伤）"5 个等级。

表 4-1-10 下颌运动功能的短期目标监控表

日期	自然状态	咬肌肌力	向下运动	向上运动	向左运动	向右运动	前伸运动	上下连续运动	左右连续运动	下颌运动功能	损伤程度	
11 月 28 日	4/4	4/4	3/4	3/4	3/4	3/4	3/4	2/4	2/4	75%	初始值	1
											目标值	0
12 月 11 日	4/4	4/4	4/4	4/4	3/4	3/4	4/4	2/4	2/4	83%		0
	/4	/4	/4	/4	/4	/4	/4	/4	/4		最终值	
	/4	/4	/4	/4	/4	/4	/4	/4	/4			

注：损伤程度是评估监控指标通过 ICF 转换所获得的限定值，分为"0（无损伤）、1（轻度损伤）、2（中度损伤）、3（重度损伤）、4（完全损伤）"5 个等级。

表 4-1-11　唇运动功能的短期目标监控表

日期	自然状态	流涎	唇面部肌力	展唇运动	圆唇运动	圆展交替运动	唇闭合运动	唇齿接触运动	唇运动功能	损伤程度	
11月28日	4/4	4/4	4/4	3/4	3/4	2/4	3/4	3/4	81%	初始值	1
										目标值	0
12月11日	4/4	4/4	4/4	4/4	3/4	2/4	3/4	3/4	84%	最终值	1
	/4	/4	/4	/4	/4	/4	/4	/4			
	/4	/4	/4	/4	/4	/4	/4	/4			

注：损伤程度是评估监控指标通过 ICF 转换所获得的限定值，分为"0（无损伤）、1（轻度损伤）、2（中度损伤）、3（重度损伤）、4（完全损伤）"5 个等级。

表 4-1-12　舌运动功能的短期目标监控表

日期	自然状态	舌肌力检查	舌尖前伸	舌尖下舔颌	舌尖上舔唇	舌尖上舔齿龈	舌尖上舔硬腭	舌尖左舔嘴角	舌尖右舔嘴角
11月28日	4/4	4/4	3/4	3/4	3/4	3/4	3/4	3/4	3/4
12月11日	4/4	4/4	3/4	3/4	3/4	4/4	3/4	3/4	3/4
	/4	/4	/4	/4	/4	/4	/4	/4	/4
	/4	/4	/4	/4	/4	/4	/4	/4	/4

日期	舌尖左右交替	舌尖前后交替	舌尖上下交替	马蹄形上抬模式	舌两侧缘上抬模式	舌前部上抬模式	舌后部上抬模式	舌运动功能	损伤程度	
11月28日	2/4	2/4	2/4	2/4	2/4	3/4	3/4	70%	初始值	1
									目标值	0
12月11日	2/4	2/4	2/4	2/4	2/4	3/4	3/4	72%	最终值	1
	/4	/4	/4	/4	/4	/4	/4			
	/4	/4	/4	/4	/4	/4	/4			

注：损伤程度是评估监控指标通过 ICF 转换所获得的限定值，分为"0（无损伤）、1（轻度损伤）、2（中度损伤）、3（重度损伤）、4（完全损伤）"5 个等级。

表 4-1-13　语速和语调的短期目标监控表

日期	音节数（个）	总时长（秒）	言语速率（个/秒）	损伤程度		言语基频（赫兹）	言语基频标准差（赫兹）	损伤程度	
11月28日	9	6.77	1.33	初始值	2	366	27.91	初始值	2
				目标值	1			目标值	1
12月11日	10	6.98	1.43	最终值	2	373	29.21	最终值	2

注：损伤程度是评估监控指标通过 ICF 转换所获得的限定值，分为"0（无损伤）、1（轻度损伤）、2（中度损伤）、3（重度损伤）、4（完全损伤）"5 个等级。

六、疗效评价

在实施本阶段治疗计划的过程中，根据患者能力和训练安排，在阶段中期和末期再次进行 ICF 构音功能评估，如表 4-1-14 所示，对治疗效果进行评价。

表 4-1-14　ICF 儿童构音疗效评价表

ICF 类目组合		初期评估 ICF 限定值 问题						目标值	中期评估（康复4周）ICF 限定值 问题						目标达成	末期评估（康复8周）ICF 限定值 问题						目标达成
		0	1	2	3	4			干预	0	1	2	3	4		干预	0	1	2	3	4	
b320	声母音位习得							1	×							√						√
	声母音位对比							0	×							√						√
	构音清晰度							0	×							√						√

续表

ICF 类目组合		初期评估 ICF 限定值 问题						目标值	中期评估（康复4周） 干预	中期评估 ICF 限定值 问题						目标达成	末期评估（康复8周） 干预	末期评估 ICF 限定值 问题						目标达成
		0	1	2	3	4				0	1	2	3	4				0	1	2	3	4	
b320	口部感觉							0								√							
	下颌运动							0								√							
	唇运动							0								√							
	舌运动							0								×							√
b3302	连续语音能力——言语速率							1								×							√
b3303	言语基频标准差							1								×							√

听障儿童构音治疗的个别化康复案例

本节以某听障儿童的构音治疗为例，具体阐述 ICF 框架下构音治疗的实施过程。

一、患者基本信息

通过询问家长家族史、病史和查阅该患者听力诊断报告、人工耳蜗植入等相关材料，并与患者进行简单会话，获得患者的基本信息和初步的能力水平，如表 4-2-1 所示。

视频

ICF 构音功能
评估和治疗计
划制订（二）

表 4-2-1　患者基本信息表

> **患者基本信息**
>
> 姓　　名：<u>顾某某</u>　　出生日期：<u>2014 年 10 月 16 日</u>　　性别：☑ 男　　□ 女
>
> 检查者：<u>杨某某</u>　　评估日期：<u>2018 年 10 月 24 日</u>　　编号：＿＿＿＿
>
> 类　　型：□ 智障＿＿＿　☑ 听障＿＿＿　□ 脑瘫＿＿＿　□ 孤独症＿＿＿　□ 发育迟缓＿＿＿
>
> 　　　　　□ 失语症＿＿＿　　　　□ 神经性言语障碍（构音障碍）＿＿＿＿＿＿＿
>
> 　　　　　□ 言语失用症＿＿＿　　□ 其他＿＿＿＿＿＿＿＿＿
>
> 主要交流方式：☑ 口语　□ 图片　□ 肢体动作　□ 基本无交流
>
> 听力状况：□ 正常　☑ 异常　听力设备：☑ 人工耳蜗　□ 助听器　补偿效果 <u>最适</u>
>
> 进食状况：<u>正常。</u>
>
> 言语、语言、认知状况：<u>言语方面，语速慢，音调偏高；构音清晰度和流畅度较差。</u>
> <u>语言方面，理解能力相对较好，能进行基本的表达沟通。认</u>
> <u>知方面，基本认知能力尚可。</u>
>
> 口部触觉感知状况：<u>口部触觉感觉基本正常。</u>
> ＿＿＿＿＿＿＿＿＿＿＿＿＿＿＿＿＿＿＿＿＿＿＿＿
> ＿＿＿＿＿＿＿＿＿＿＿＿＿＿＿＿＿＿＿＿＿＿＿＿

视频

构音治疗过程、
实时监控和疗
效评价（二）

二、ICF 构音功能评估结果

（一）构音功能精准评估结果

按照本书第二章所提出的构音功能精准评估方法对该患者进行构音功能评估，得到以下评估结果。

（1）构音能力精准评估结果

声母音位习得 4 个，声母音位对比习得 3 对，构音清晰度为 39.47%。

（2）口部运动功能精准评估结果

口部感觉功能得分为 100%，下颌运动功能得分为 100%，唇运动功能得分为 100%，舌运动功能得分为 69.0%。

（3）语速和语调的精准评估结果

连续语音言语速率为 1.16 个 / 秒；言语基频标准差为 66.74 赫兹。

（二）ICF 构音功能评估表

将上述所得评估结果导入 ICF 转换器进行功能损伤程度的转换，并对评估结果进行具体的描述和分析，如表 4-2-2 所示。

表 4-2-2　ICF 构音功能评估表

身体功能，即人体系统的生理功能损伤程度			无损伤	轻度损伤	中度损伤	重度损伤	完全损伤	未特指	不适用
			0	1	2	3	4	8	9
b320	构音功能（Articulation functions）	声母音位习得（获得）	□	□	□	☒	□	□	□
		声母音位对比	□	□	□	☒	□	□	□
		构音清晰度	□	□	☒	□	□	□	□
		口部感觉	☒	□	□	□	□	□	□
		下颌运动	☒	□	□	□	□	□	□
		唇运动	☒	□	□	□	□	□	□
		舌运动	□	☒	□	□	□	□	□

续表

身体功能，即人体系统的生理功能损伤程度		无损伤	轻度损伤	中度损伤	重度损伤	完全损伤	未特指	不适用
		0	1	2	3	4	8	9

b320	产生言语声的功能，包含构音清晰功能、构音音位习得（获得）功能。 功能受损时表现为痉挛型、运动失调型、弛缓型神经性言语障碍等神经损伤的构音障碍。 不包含语言心智功能（b167）；嗓音功能（b310）。
	信息来源：☒病史　□问卷调查　□临床检查　☒医技检查
	问题描述： 　　1. 已掌握声母个数为 4 个↓。 　　相对年龄 3 岁以下，声母音位习得能力重度损伤。 　　2. 已掌握声母音位对 3 对↓。 　　声母音位对比能力属于重度损伤。 　　3. 构音清晰度为 39.47%↓。 　　相对年龄 3 岁以下，构音语音能力中度损伤。 　　4. 口部感觉得分为 100%。 　　相对年龄 4 岁，患者允许轻触目标位置；口部感觉无损伤。 　　5. 下颌运动得分为 100%。 　　相对年龄 4 岁，运动正常，并有良好的控制能力，下颌运动无损伤。 　　6. 唇运动功能得分为 100%。 　　相对年龄 4 岁，运动正常，并有良好的控制能力，唇运动无损伤。 　　7. 舌运动功能得分为 69.00%↓。 　　相对年龄 3 岁，能完成目标动作，但控制能力略差，舌运动轻度损伤。 进一步描述： 　　1. 声母音位习得处于第一阶段，已习得声母有 /b、m、h/、/p/，未习得声母有 /d/、/t、g、k、n/、/f、j、q、x/、/l、z、s、r/、/c、zh、ch、sh/。 　　训练建议：对第一阶段未习得的音位进行音位诱导、音位习得。 　　音位诱导：可借助相关的口部运动治疗方法找到正确的发音部位和发音方式（具体参见构音测量与训练仪）。 　　音位习得：选择模仿复述的方法，并结合言语支持训练，进行停顿起音、音节时长或音调变化的实时视听反馈训练（具体参见言语矫治仪）。 　　2. 已习得声母音位对 3 对，未习得声母音位对有 22 对。 　　训练建议：对未习得的音位进行音位对比训练。 　　听觉识别训练：进行未习得音位对的听觉识别训练。 　　音位对比：选择模仿复述的方法，并结合重读治疗中的"行板节奏一"进行视听反馈训练（具体参见构音障碍测量与训练仪）。

				0	1	2	3	4	8	9
b3302	语速 （Speed of speech）	连续语音能力	言语速率	□	□	□	☒	□	□	□
	言语产生速率的功能，包括迟语症和急语症。									
	信息来源：☒病史　□问卷调查　□临床检查　☒医技检查									

续表

身体功能，即人体系统的生理功能损伤程度			无损伤	轻度损伤	中度损伤	重度损伤	完全损伤	未特指	不适用
			0	1	2	3	4	8	9
b3302	问题描述： 　　连续语音的言语速率为 1.16 个 / 秒↓。 　　连续语音时发音拖延和 / 或停顿拖延，言语速率的控制能力重度损伤。									
			0	1	2	3	4	8	9
b3303	语调 （Melody of speech）	言语基频标准差	☐	☐	☒	☐	☐	☐	☐
	言语中音调模式的调节功能，包括言语韵律、语调、言语旋律。功能受损时表现为言语平调、音调突变等障碍。									
	信息来源：☒病史　☐问卷调查　☐临床检查　☒医技检查									
	问题描述： 　　言语基频标准差为 66.74 赫兹↑。 　　语调变化过大，连续语音语调变化的控制能力中度损伤。									

三、ICF 构音治疗计划的制订

（一）确定训练音位

患者已习得声母音位有 /b、m、h/、/p/，未习得声母有 /d/、/t、g、k、n/、/f、j、q、x/、/l、z、s、r/、/c、zh、ch、sh/，针对未习得音位按照正常儿童声母音位习得的顺序开展治疗。根据患者的接受能力，确定本阶段要训练的音位依次为 /d、t、g、k、n、f/，训练为期 2 个月。

（二）选择训练内容和方法

以声母音位构音训练为主，针对每个待训练声母音位开展音位诱导、音位习得和音位对比训练，在过程中结合韵母构音训练，根据患者能力选择对应的训练内容。该患者存在语速过慢和语调变化过大的问题，在开展音位习得训练同时选择性地进行言语支持的音节时长和音调、响度变化训练以及语音自反馈训练，另外进行音位对比训练时结合言语重读训练，促进患者语速语调自然连贯。口部运动治疗在开展音位诱导训练的同时进行，该患者口部运动功能评估结果显示仅舌运动功能存在损伤，因此仅勾选与本阶段待训练的声母音位构音相关且功能未达到正常的舌运动，如声母音位 /g/、/k/ 构音需要舌后部上抬，且患者该项功能均未达到正常，因此勾选舌运动中提高舌前、后部上抬模式。

（三）确定实施人员和治疗目标

治疗计划实施人员和治疗目标的确定如表 4-2-3 所示。

表 4-2-3 ICF 构音治疗计划表

治疗任务 （7项）		治疗方法 （音位6种＋口部15种）	康复医师	护士	言语治疗师	特教教师	初始值	目标值	最终值
b320	声母音位习得	训练音位：/d、t、g、k、n、f/ ☑音位诱导 　☑发音部位 　☑发音方式 ☑音位习得			√		3	2	2
	声母音位对比	☑单音节词 ☑双音节词 ☑三音节词 ☑音位对比 ☑听说对比			√		3	1	1
	构音清晰度	☑言语重读 　☑行板节奏一 ☑言语支持 　☐停顿起音 　☑音节时长 　☑音调、响度变化 ☑语音自反馈			√		2	0	0
	口部感觉	☐改善颊，鼻，唇，牙龈，硬腭，舌前、中、后部感觉							
	下颌运动	☐提高咬肌肌力 ☐提高下颌向下、上、左、右运动 ☐提高下颌前伸运动 ☐提高下颌上下、左右连续运动							

治疗任务 （7项）		治疗方法 （音位6种＋口部15种）	康复 医师	护 士	言语 治疗 师	特教 教师	初 始 值	目 标 值	最 终 值
b320	唇运动	☐ 改善流涎、唇面部肌力 ☐ 提高展、圆、圆展交替运动 ☐ 提高唇闭合运动 ☐ 提高唇接触运动							
	舌运动	☑ 提高舌肌力 ☐ 提高舌尖前伸运动 ☑ 提高舌尖上舔唇、齿龈、硬腭，舌尖左舔、右舔嘴角运动 ☐ 提高舌尖左右、前后、上下交替运动 ☑ 提高马蹄形、舌两侧缘上抬模式 ☑ 提高舌前、后部上抬模式			√		1	0	0

四、构音治疗过程及实时监控

本阶段治疗计划持续 2 个月，每周根据儿童能力情况和家庭情况来安排个别化康复训练次数（一周 3—5 次），每次训练以 35—50 分钟为宜。下面主要以该患者的一次个别化康复训练过程为例（声母音位 /d/ 的音位对比训练）来进行详细讲解。

（一）治疗设备及辅具

构音测量与训练仪，舌尖运动训练器，镜子等。

（二）治疗过程

1. 前测（3—5分钟）

采用构音测量与训练仪进行前测（如图 4-2-1 所示），选择本次训练音位对"b/d"相关的语料"/bao/ 包 -/dao/ 刀"，通过复述的形式，让患者说 3 次并录音，记录音位 /d/、/b/ 的发音情况，两者均正确则记为 1，最后计算正确率，具体结果如表 4-2-4 所示。

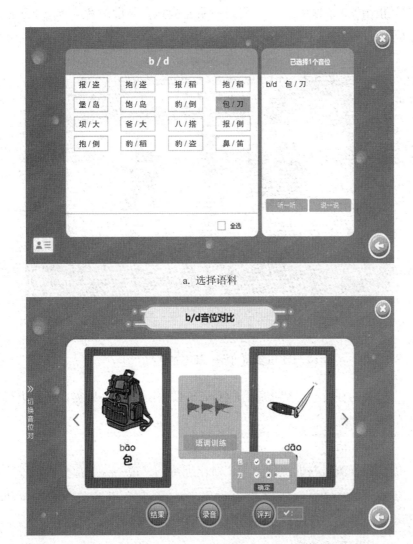

a. 选择语料

b. 进行前测

图 4-2-1　前测

2."b/d"的听觉识别训练（10—15 分钟）

患者常常把 /d/ 替代为 /b/，两者容易发生混淆，原因可能在于患者无法在听觉上将两者加以区分，因此首先进行"b/d"这一音位对的听觉识别训练。主要借助构音测量与训练仪中的音位对比训练的"听一听"部分进行训练（如图 4-2-2 所示），采用听觉指认的方式开展，首先让患者聆听"b/d"的单音节词（如"/ba/ 爸 -/da/ 大""/bao/ 报 -/dao/ 盗"），然后"二选一"指出所听到的词语，反复进行听觉指认，帮助患者从听感上正确区分 /d/ 和 /b/。

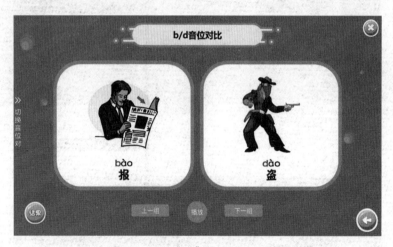

图 4-2-2   "b/d"的听觉识别训练

3."b/d"的音位对比训练（15—20 分钟）

当患者能在听感上初步将音位对"b/d"相区分后，则需要开始进行音位对的构音训练。

（1）传统治疗

借助构音测量与训练仪中音位对比训练的"说一说"部分进行模仿复述的训练（如图 4-2-3 所示），帮助患者认识到 /d/ 和 /b/ 在发音部位和发音方式上的不同，并进行准确构音，减少两者的混淆。

（2）实时反馈治疗

当患者能在构音上初步区分出 /d/ 与 /b/ 时，可结合言语重读训练进一步加以巩固。一般采用"行板节奏一"的节奏型进行训练。首先进行内在（韵母）交替对比训练，选择样板音频 /da-DA-DA-DA/、/di-DI-DI-DI/、/de-DE-DE-DE/、/du-DU-DU-DU/ 和 /da-DE-DI-DU/，让患者依次模仿样板音频进行训练，并与样板音频进行视听匹配，直到能够较好完成（如图 4-2-4a 所示）。然后进行外在（声母）交替对比训练，将"b/d"音位对与

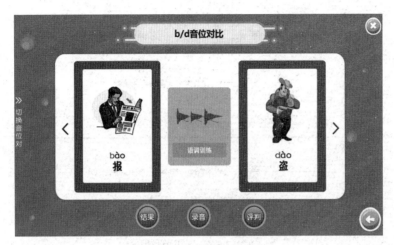

图 4-2-3 "b/d"的音位对比训练

相同的单元音相配，由康复师录制样板音频 /da-BA-DA-BA/、/di-BI-DI-BI/、/du-BU-DU-BU/ 和 /ba-DA-BA-DA/、/bi-DI-BI-DI/、/bu-DU-BU-DU/，同样让患者进行模仿匹配训练（如图 4-2-4b 所示）。结合言语重读进行音位对的连续切换以巩固目标音位的掌握，同时训练流畅自然的语速语调。

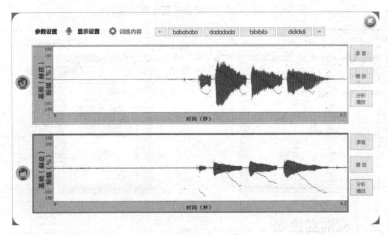

a. 内在（韵母）交替对比训练

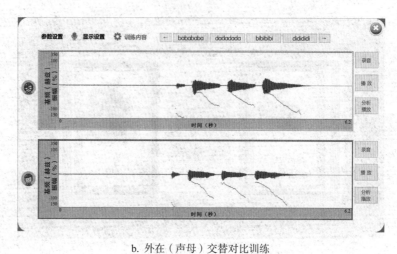

b. 外在（声母）交替对比训练

图 4-2-4   结合言语重读的音位对比训练

4. 后测（3—5 分钟）

后测语料、方式和结果记录同前测相同，音位对比实时监控如表 4-2-4 所示。

表 4-2-4   构音治疗过程中音位对比实时监控

日期	音位对	音位对比	目标音	实发音	音位对比情况			
					前测	正确率	后测	正确率
10 月 29 日	"b/d"	特征：USP 序号：18	d	b	000	0.0%	100	33.3%
			b	√				
		特征： 序号：						

（三）实时监控表

按照本次训练实施勾选和填写构音治疗的实时监控表，如表 4-2-5 所示。此表一方面证明了本次训练的即时有效性，另一方面可呈现给患者家长，为实施家庭康复提供指导和参考，还可以作为下次训练方案制订的依据。

表 4-2-5　实时监控表

日期	训练类型	内容		训练前描述（如需）	训练效果
11月29日	声母音位习得 声母音位对比 构音清晰度	音位诱导 —— 口部运动治疗	训练音位：_/d/_	音位对比正确率：0%	音位对比正确率：33.3%
			□ 发音部位的诱导：＿＿＿＿＿＿ ＿＿＿＿＿＿＿＿＿＿＿＿＿＿ □ 发音方式的诱导：＿＿＿＿＿＿ ＿＿＿＿＿＿＿＿＿＿＿＿＿＿		
		音位习得 —— 促进治疗	□ 单音节词：＿＿＿＿＿＿＿＿ ◆ 传统治疗： □ 模仿复述 ◆ 实时反馈治疗： □ 与言语支持（停顿起音训练）结合进行起音实时反馈训练 □ 与言语支持（音节时长训练）结合进行声时实时反馈训练 □ 与言语支持（音调、响度变化训练）结合进行音调、响度实时反馈训练 □ 语音自反馈——变调 □ 语音自反馈——变速 □ 双音节词：＿＿＿＿＿＿＿＿ ◆ 传统治疗： □ 模仿复述 ◆ 实时反馈治疗： □ 与言语支持（停顿起音训练）结合进行起音实时反馈训练 □ 与言语支持（音节时长训练）结合进行声时实时反馈训练 □ 与言语支持（音调、响度变化训练）结合进行音调、响度实时反馈训练 □ 语音自反馈——变调 □ 语音自反馈——变速 □ 三音节词：＿＿＿＿＿＿＿＿ ◆ 传统治疗： □ 模仿复述		
		音位对比 —— 重读治疗	训练音位对：_"b/d"_ ☑ 音位对的听觉识别训练 ☑ 音位对比训练 ☑ 结合"行板节奏一"进行言语视听反馈训练		

五、短期目标监控

训练 2 周后对该患者进行短期目标监控。首先，进行构音能力精准评估和 ICF 限定值的转换，声母音位习得、声母音位对比和构音清晰度的短期目标监控结果如表 4-2-6 和表 4-2-7 所示，与目标值进行比较，发现经过 2 周训练尚未达到训练目标，但声母音位对比的损伤程度由 3 级（重度损伤）降到 2 级（重度损伤），构音清晰度的损伤程度由 2 级（中度损伤）降到 1 级（轻度损伤），得到显著的改善，后续可继续按照治疗计划开展训练。其次，选择这 2 周所训练的舌运动项目进行评估，仅进行舌肌力检查和舌尖上舔唇、舌尖上舔齿龈、舌尖上舔硬腭运动的评估，其他项目直接记录首次评估的结果，结果如表 4-2-8 所示，与目标值比较，发现舌运动尚未达到训练目标，但舌肌力已达到正常水平，舌尖上舔唇和舌尖上舔齿龈的功能也得到提高，可继续按照治疗计划开展训练。最后，进行语速和语调的精准评估，结果如表 4-2-9 所示，两者均尚未达到训练目标，但连续语音的言语速率由 3 级（重度损伤）降为 2 级（中度损伤），言语基频标准差也有所降低，后续治疗中应继续进行言语支持、语音自反馈和言语重读训练。

表 4-2-6　声母音位习得的短期目标监控表

日期	10 月 24 日		11 月 7 日					
	习得与否	错误走向	习得与否	错误走向	习得与否	错误走向	习得与否	错误走向
b	√		√					
m	√		√					
d		b	√					
h	√		√					
p	√		√					
t	×	p	√					
g	×	⊖	×	⊖				
k	×	h	×	h				
n	×	⊗	×	⊗				

续表

日期	10月24日		11月7日					
	习得与否	错误走向	习得与否	错误走向	习得与否	错误走向	习得与否	错误走向
f	×	⊖	×	⊖				
j	×	⊖	×	⊖				
q	×	⊗	×	⊗				
x	×	⊖	×	⊖				
l	×	⊗	×	⊗				
z	×	⊗	×	⊗				
s	×	⊗	×	⊗				
r	×	⊗	×	⊗				
c	×	⊖	×	⊖				
zh	×	⊗	×	⊗				
ch	×	⊖	×	⊖				
sh	×	⊖	×	⊖				
声母音位习得	4/21	损伤程度 初始值 3 目标值 2	6/21	损伤程度 最终值 3	/21	损伤程度 最终值	/21	损伤程度 最终值

注1：正确记为"√"；歪曲记为"⊗"；遗漏记为"⊖"；替代记为实发音。

注2：损伤程度是评估监控指标通过ICF转换所获得的限定值，分为"0（无损伤）、1（轻度损伤）、2（中度损伤）、3（重度损伤）、4（完全损伤）"5个等级。

表4-2-7 声母音位对比和构音清晰度的短期目标监控表

日期	声母音位对比	损伤程度		韵母音位对比	声调音位对比	构音清晰度	损伤程度	
10月24日	3/25	初始值	3	10/10	2/3	39.47%	初始值	2
		目标值	1				目标值	0
11月7日	7/25		2	10/10	2/3	50%		1
	/25	最终值		/10	/3		最终值	
	/25			/10	/3			

注：损伤程度是评估监控指标通过ICF转换所获得的限定值，分为"0（无损伤）、1（轻度损伤）、2（中度损伤）、3（重度损伤）、4（完全损伤）"5个等级。

表 4-2-8　舌运动功能的短期目标监控表

日期	自然状态	舌肌力检查	舌尖前伸	舌尖下舔颌	舌尖上舔唇	舌尖上舔齿龈	舌尖上舔硬腭	舌尖左舔嘴角	舌尖右舔嘴角
10月24日	4/4	3/4	3/4	3/4	2/4	2/4	2/4	3/4	3/4
11月7日	4/4	4/4	3/4	3/4	3/4	3/4	2/4	3/4	3/4
	/4	/4	/4	/4	/4	/4	/4	/4	/4
	/4	/4	/4	/4	/4	/4	/4	/4	/4

日期	舌尖左右交替	舌尖前后交替	舌尖上下交替	马蹄形上抬模式	舌两侧缘上抬模式	舌前部上抬模式	舌后部上抬模式	舌运动功能	损伤程度	
10月24日	3/4	3/4	3/4	3/4	2/4	3/4	69%		初始值	1
									目标值	0
11月7日	3/4	3/4	3/4	3/4	2/4	3/4	75%			1
	/4	/4	/4	/4	/4	/4			最终值	
	/4	/4	/4	/4	/4	/4				

注：损伤程度是评估监控指标通过 ICF 转换所获得的限定值，分为"0（无损伤）、1（轻度损伤）、2（中度损伤）、3（重度损伤）、4（完全损伤）"5 个等级。

表 4-2-9　语速和语调的短期目标监控表

日期	音节数（个）	总时长（秒）	言语速率（个/秒）	损伤程度		言语基频（赫兹）	言语基频标准差（赫兹）	损伤程度	
10月24日	8	6.90	1.16	初始值	3	453	66.74	初始值	2
				目标值	1			目标值	1
11月7日	8	6.37	1.26		2	449	63.87		2
				最终值				最终值	

注：损伤程度是评估监控指标通过 ICF 转换所获得的限定值，分为"0（无损伤）、1（轻度损伤）、2（中度损伤）、3（重度损伤）、4（完全损伤）"5 个等级。

六、疗效评价

在实施本阶段治疗计划的过程中，根据患者能力和训练安排，在阶段中期和末期再次进行 ICF 儿童构音功能评估，如表 4-2-10 所示，对治疗效果进行评价。

表 4-2-10　ICF 儿童构音疗效评价表

ICF 类目组合		初期评估 ICF 限定值 问题					目标值	中期评估（康复4周） 干预	ICF 限定值 问题					目标达成	末期评估（康复8周） 干预	ICF 限定值 问题					目标达成
		0	1	2	3	4			0	1	2	3	4			0	1	2	3	4	
b320	声母音位习得						2							×							√
	声母音位对比						1							×							√
	构音清晰度						0							×							√
	口部感觉																				
	下颌运动																				
	唇运动																				
	舌运动						0							√							
b3302	连续语音能力—言语速率						1							×							√
b3303	言语基频标准差						1							×							×

PART 3

脑瘫儿童构音治疗的个别化康复案例

本节以某脑瘫儿童的构音治疗为例，具体阐述 ICF 框架下构音治疗的实施过程。

视频

ICF 构音功能评估和治疗计划制订（三）

一、患者基本信息

通过询问家长家族史、病史、康复史和查阅相关诊断材料收集患者的基本信息，并与患者进行简单会话初步获得患者的能力情况，如表 4-3-1 所示。

表 4-3-1　患者基本信息表

视频

构音治疗过程、实时监控和疗效评价（三）

患者基本信息

姓　　名：<u>李某某</u>　　出生日期：<u>2014 年 7 月 12 日</u>　　性别：□男　　☑女

检查者：<u>张某某</u>　　评估日期：<u>2018 年 11 月 19 日</u>　　编号：

类　　型：□智障_____　□听障_____　☑脑瘫_____　□孤独症_____　□发育迟缓_____
　　　　　□失语症_____　　　　　　□神经性言语障碍（构音障碍）_____
　　　　　□言语失用症　　　　　　　□其他_____

主要交流方式：☑口语　□图片　□肢体动作　□基本无交流

听力状况：☑正常　□异常　听力设备：□人工耳蜗　□助听器　补偿效果

进食状况：<u>以软食为主。</u>

言语、语言、认知状况：<u>言语方面，语句短，语调呆板；构音清晰度较差，仅能清楚发出部分单韵母和 /b、m/ 等声母。语言方面，理解能力较好，可以与家人进行简单沟通。认知方面，认识颜色、形状等基本认知概念。</u>

口部触觉感知状况：<u>口部触觉感知弱敏。</u>

二、ICF 构音功能评估结果

（一）构音功能精准评估结果

按照本书第二章所提出的构音功能精准评估方法对该患者进行构音功能评估，得到以下评估结果。

（1）构音能力精准评估结果

声母音位习得 4 个，声母音位对比习得 2 对，构音清晰度为 7.89%。

（2）口部运动功能精准评估结果

口部感觉功能得分为 38.00%，下颌运动功能得分为 50.00%，唇运动功能得分为 53.00%，舌运动功能得分为 28.00%。

（3）语速和语调的精准评估结果

连续语音言语速率为 1.05 个 / 秒；言语基频标准差为 20.87 赫兹。

（二）ICF 构音功能评估表

将上述所得评估结果导入 ICF 转换器进行功能损伤程度的转换，并对评估结果进行具体的描述和分析，如表 4-3-2 所示。

表 4-3-2　ICF 构音功能评估表

身体功能，即人体系统的生理功能损伤程度			无损伤	轻度损伤	中度损伤	重度损伤	完全损伤	未特指	不适用
			0	1	2	3	4	8	9
b320	构音功能（Articulation functions）	声母音位习得（获得）	☐	☐	☐	☒	☐	☐	☐
		声母音位对比	☐	☐	☐	☒	☐	☐	☐
		构音清晰度	☐	☐	☐	☒	☐	☐	☐
		口部感觉	☐	☐	☐	☒	☐	☐	☐
		下颌运动	☐	☐	☒	☐	☐	☐	☐
		唇运动	☐	☐	☒	☐	☐	☐	☐
		舌运动	☐	☐	☒	☐	☐	☐	☐

续表

身体功能，即人体系统的生理功能损伤程度	无损伤	轻度损伤	中度损伤	重度损伤	完全损伤	未特指	不适用
	0	1	2	3	4	8	9

b320	产生言语声的功能，包含构音清晰功能、构音音位习得（获得）功能。 功能受损时表现为痉挛型、运动失调型、弛缓型神经性言语障碍等神经损伤导致的构音障碍。 不包含语言心智功能（b167）；嗓音功能（b310）。

信息来源：☒病史　□问卷调查　□临床检查　☒医技检查

问题描述：

1. 已掌握声母个数为 4 个↓。

相对年龄 3 岁以下，声母音位习得能力重度损伤。

2. 已掌握声母音位对 2 对↓。

声母音位对比能力属于重度损伤。

3. 构音清晰度为 7.89%↓。

相对年龄 3 岁以下，构音语音能力重度损伤。

4. 口部感觉功能得分为 38.00%↓。

相对年龄 3 岁以下，患者没有意识到他 / 她正在被刺激，或忽略刺激，或对刺激无反应。口部感觉处于重度损伤。

5. 下颌运动功能得分为 50.00%↓。

相对年龄 3 岁以下，存在结构异常，或运动范围未达到正常水平，或无法连续运动，或用其他构音器官的动作代偿或辅助目标动作。下颌运动中度损伤。

6. 唇运动功能得分为 53.00%↓。

相对年龄 3 岁以下，存在结构异常，或运动范围未达到正常水平，或无法连续运动，或用其他构音器官的动作代偿或辅助目标动作。唇运动中度损伤。

7. 舌运动功能得分为 28.00%↓。

相对年龄 3 岁以下，努力做目标动作而未成功，用头、眼或其他肢体动作来代偿。舌运动重度损伤。

进一步描述：

1. 声母音位习得处于第一阶段，已习得声母有 /b、m、h/、/l/，未习得声母有 /d/、/p、t、g、k、n/、/f、j、q、x/、/z、s、r/、/c、zh、ch、sh/。

训练建议：对第一阶段未习得的音位进行音位诱导、音位习得。

音位诱导：可借助相关的口部运动治疗方法找到正确的发音部位和发音方式（具体参见构音测量与训练仪）。

音位习得：选择模仿复述的方法，并结合言语支持训练，进行停顿起音、音节时长或音调变化的实时视听反馈训练（具体参见言语矫治仪）。

2. 已习得声母音位对有 2 对，未习得声母音位对有 23 对。

训练建议：对未习得的音位对进行音位对比训练。

听觉识别：进行未习得音位对的听觉识别训练。

音位对比：选择模仿复述的方法，并结合重读治疗法中"行板节奏一"进行视听反馈训练（具体参见构音测量与训练仪）。

续表

身体功能，即人体系统的生理功能损伤程度			无损伤	轻度损伤	中度损伤	重度损伤	完全损伤	未特指	不适用
			0	1	2	3	4	8	9
b3302	语速（Speed of speech）	连续语音能力	言语速率	☐	☐	☐	☒	☐	☐	☐
	言语产生速率的功能，包括迟语症和急语症。									
	信息来源：☒病史　☐问卷调查　☐临床检查　☒医技检查									
	问题描述： 　连续语音的言语速率为 1.05 个 / 秒↓。 　连续语音时发音拖延和 / 或停顿拖延，言语速率的控制能力重度损伤。									

			0	1	2	3	4	8	9
b3303	语调（Melody of speech）	言语基频标准差	☐	☐	☐	☒	☐	☐	☐
	言语中音调模式的调节功能，包括言语韵律、语调、言语旋律。 功能受损时表现为言语平调、音调突变等障碍。								
	信息来源：☒病史　☐问卷调查　☐临床检查　☒医技检查								
	问题描述： 　言语基频标准差为 20.87 赫兹↓。 　语调单一，连续语音语调变化的控制能力重度损伤。								

三、ICF 构音治疗计划的制订

（一）确定训练音位

由构音功能评估结果可知，患者未习得的声母音位有 /d/、/p、t、g、k、n/、/f、j、q、x/、/z、s、r/、/c、zh、ch、sh/，针对这些音位按照正常儿童声母音位习得的顺序开展治疗。根据患者的学习和接受能力，初步确定本阶段需接受训练的音位为 /d、p、t、g、k、n/，训练为期 2 个月。

（二）选择训练内容和方法

以 /d、p、t、g、k、n/ 的音位诱导、音位习得和音位对比训练为主线，在过程中贯穿口部运动治疗和韵母音位构音训练，根据患者能力选择对应的训练内容。针对患者语速过慢和语调单一的问题，可在开展上述构音训练的同时结合言语支持的音节时长和音调、响度变化训练以及语音自反馈和言语重读训练。该患者口部运动功能较差，除了在开展待训练音位的音位诱导训练的同时结合口部运动治疗外，还应在每次训练中进行一些基础口部运动治疗。因此除了勾选与本阶段待训练的声母音位构音所需要的口部运动外，还应勾选构音必需的基础口部运动项目，如韵母构音所必需的下颌向上、向下运动等。

（三）确定实施人员和治疗目标

治疗计划主要由一名言语治疗师来实施，设定的治疗目标如表 4-3-3 所示。

表 4-3-3 ICF 构音治疗计划表

治疗任务 （7项）		治疗方法 （音位 6 种 + 口部 15 种）	康复医师	护士	言语治疗师	特教教师	初始值	目标值	最终值
b320	声母音位习得	训练音位：/d、p、t、g、k、n/ ☑音位诱导 　☑发音部位 　☑发音方式 ☑音位习得			√		3	2	2
	声母音位对比	☑单音节词 　☑双音节词 　□三音节词 ☑音位对比 　☑听说对比			√		3	1	1
	构音清晰度	☑言语重读 　☑行板节奏一 ☑言语支持 　□停顿起音 　☑音节时长 　☑音调、响度变化 ☑语音自反馈			√		3	1	1

续表

治疗任务 （7项）		治疗方法 （音位6种＋口部15种）	康复 医师	护 士	言语 治疗 师	特教 教师	初 始 值	目 标 值	最 终 值
b320	口部感觉	☑改善颊，鼻，唇，牙龈，硬腭，舌前、中、后部感觉			√		3	1	1
	下颌运动	☑提高咬肌肌力 ☑提高下颌向下、上、左、右运动 ☐提高下颌前伸运动 ☐提高下颌上下、左右连续运动			√		2	0	0
	唇运动	☑改善流涎、唇面部肌力 ☑提高展、圆、圆展交替运动 ☑提高唇闭合运动 ☐提高唇接触运动			√		2	0	0
	舌运动	☑提高舌肌力 ☐提高舌尖前伸运动 ☑提高舌尖上舔唇、齿龈、硬腭，舌尖左舔、右舔嘴角运动 ☐提高舌尖左右、前后、上下交替运动 ☑提高马蹄形、舌两侧缘上抬模式 ☑提高舌前、后部上抬模式			√		3	1	1

四、构音治疗过程及实时监控

本阶段治疗计划持续 2 个月，每周根据患者能力情况和家庭情况来安排个别化康复训练次数（一周 3—5 次），每次训练以 35—50 分钟为宜。下面主要以该患者的一次个别化康复训练过程为例（声母音位 /g/ 的音位诱导和音位习得训练）来进行详细讲解。

（一）治疗设备及辅具

构音测量与训练仪，舌后位运动训练器，压舌板，镜子，冰水，羽毛或纸巾等。

（二）治疗过程

1. 前测（3—5分钟）

采用构音测量与训练仪进行前测，如图4-3-1所示，选择前测语料"/gɑ/ 嘎、/ge/ 哥、/gu/ 骨"，通过复述的形式，让患者每个音节说三次并录音，记录音位/g/发音的正确与否（正确记为1，错误记为0）并计算正确率，具体结果见表4-3-4。

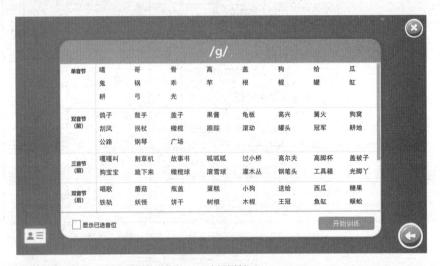

a. 选择语料

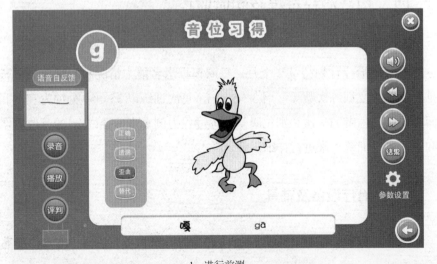

b. 进行前测

图4-3-1　前测

2. 基础的口部运动治疗（5—10 分钟）

（1）提高唇部触觉感知和唇面部肌力

治疗师先用冰棒刺激患者唇部，诱导患者吸吮冰棒，以提高患者唇部的触觉感知。然后治疗师用拇指以顺时针方向按压患者的口轮匝肌，重复3—5 次，以增强其唇部感知觉和肌力。

（2）提高舌后部的触觉感知和肌力

治疗师用压舌板轻轻刮刷或拍打患者的舌后部来提高患者舌后部的触觉感知，再用压舌板下压患者的舌后部，要求患者将舌头用力向上推压舌板，坚持 3—5 秒，以提高肌力。

3. 声母音位 /t/ 的音位诱导（10—15 分钟）

患者常常把 /g/ 替代为 /h/，发音部位正确但发音方式错误，应帮助患者找到其问题所在，建立正确的构音运动，掌握正确的发音方式。

（1）发音认识

首先借助构音测量与训练仪中的发音教育视频，如图 4-3-2 所示，帮助患者通过视听通道来认识目标音位 /g/ 的发音部位和发音方式，引导患者观察发 /g/ 音舌后部隆起与软腭完全接触并注意气流的变化，找到其问题所在。

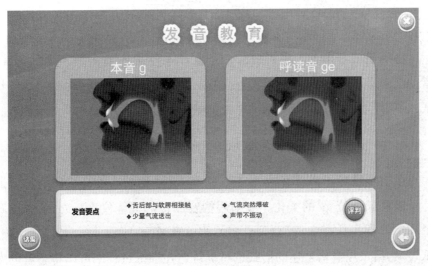

图 4-3-2 发音教育

（2）建立正确的构音运动

用舌后位运动训练器蘸取少量冰水刺激患者的舌根部位，进一步帮助患者巩固 /g/ 的发音部位；在镜子前示范舌根上抬的动作，让患者看着镜子跟着模仿该动作，帮助患者认识正确的构音运动；将舌后位运动训练器凹面朝下紧贴着患者的上腭，使其后端正好置于软腭处，要求患者将舌根部上抬至舌后位运动训练器的凸起处，并顶住磨砂面，然后使用构音测量与训练仪口部运动治疗部分的舌后位运动训练器法，进行舌根音的构音运动训练，建立正确的构音运动，如图 4-3-3 所示。

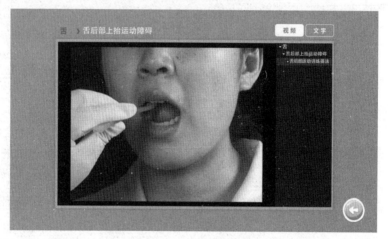

图 4-3-3　舌后位运动训练器法

（3）掌握正确的发音方式

将羽毛或纸巾置于患者口前，让患者体会发 /g/ 音时的不送气特征；借助已习得音位 /d/ 巩固不送气塞音的发音方式，巩固发 /g/ 时的不送气特征；使用舌后位运动训练器帮助患者实现舌后部与软腭的接触，进行构音。

4. 声母音位 /g/ 的音位习得（5—10 分钟）

在初步诱导出声母音位 /g/ 后，进行与 /g/ 相关的单音节词的习得训练，以诱导音位 /g/ 的类化。可采用构音测量与训练仪进行 /g/ 的音位习得训练，首先选择训练语料 /g/ 相关的单音节词"嘎、哥、骨、高、狗、瓜"，然后采用模仿复述的形式进行训练，在训练过程中可以将患者的发音录制下来并播放给患者听，利用听觉反馈来强化患者声母 /g/ 的习得，如图 4-3-4 所示。

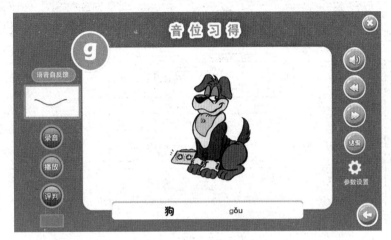

图 4-3-4　/g/ 的单音节词习得训练

5. 后测（3—5 分钟）

后测语料、方式和结果记录与前测相同，结果如表 4-3-4 所示。

表 4-3-4　构音治疗过程中音位习得实时监控表

日期	阶段	音位	声韵组合	音位习得情况					
				前测	错误走向	正确率	后测	错误走向	正确率
12 月 10 日	二	/g/	嘎 /ga/	010	g → h	22.2%	110	g → h	44.4%
			哥 /ge/	000	g → h		001	g → h	
			骨 /gu/	010	g → h		011	g → h	

（三）实时监控表

按照本次训练的实施勾选和填写构音治疗的实时监控表，如表 4-3-5 所示。此表证明了本次训练的即时有效性，不仅可作为家长实施家庭康复的指导和参考，还可以作为下次训练方案制订的依据。

表 4-3-5　实时监控表

时间	训练类型	内容		训练前描述（如需）	训练效果
12月10日	声母音位习得 声母音位对比 构音清晰度	音位诱导——口部运动治疗	训练音位：　/g/　 ☑发音部位的诱导：下压舌体法、舌后位运动训练法。 ☑发音方式的诱导：体会不送气。	音位习得正确率：22.2%	音位习得正确率：44.4%
		音位习得——促进治疗	☑单音节词：嘎、哥、骨、高、狗、瓜。 ◆传统治疗： ☑模仿复述 ◆实时反馈治疗： □与言语支持（停顿起音训练）结合进行起音实时反馈训练 □与言语支持（音节时长训练）结合进行声时实时反馈训练 □与言语支持（音调、响度变化训练）结合进行音调、响度实时反馈训练		
			□语音自反馈——变调 □语音自反馈——变速 □双音节词：＿＿＿＿＿＿＿＿ ◆传统治疗： □模仿复述 ◆实时反馈治疗： □与言语支持（停顿起音训练）结合进行起音实时反馈训练 □与言语支持（音节时长训练）结合进行声时实时反馈训练 □与言语支持（音调、响度变化训练）结合进行音调、响度实时反馈训练 □语音自反馈——变调 □语音自反馈——变速 □三音节词：＿＿＿＿＿＿＿＿ ◆传统治疗： □模仿复述		
		音位对比——重读治疗	训练音位对：＿＿＿＿＿＿＿＿ □音位对的听觉识别训练 □音位对比训练 □结合"行板节奏一"进行言语视听反馈训练		

五、短期目标监控

治疗计划实施过程中，根据患者能力每隔 2 周进行一次短期目标监控。短期目标监控可首先进行构音能力精准评估，得到声母音位习得、声母音位对比和构音清晰度的短期目标监控结果（如表 4-3-6 和表 4-3-7 所示），与目标值进行比较，可得到目标的完成情况，发现经过 2 周训练，患者并未达到训练目标，但声母音位习得个数、声母音位对比习得对数和构音清晰度得分均有明显增加，再次经过 2 周训练后声母音位对比和构音清晰度的损伤程度均由 3（重度损伤）降为 2（中度损伤），能力得到了显著改善，后续可继续按照治疗计划开展训练。然后选择所训练的口部运动项目进行评估，口部感觉功能前 2 周仅评估颊部、唇部和舌前部触觉反应，后 2 周仅评估牙龈、硬腭和舌后部触觉反应（如表 4-3-8 所示）。下颌运动功能仅评估咬肌肌力以及下颌向上、向下、向左、向右运动（如表 4-3-9 所示）。唇运动功能仅评估流涎、唇面部肌力、展唇运动、圆唇运动和唇闭合运动（如表 4-3-10 所示）。舌运动前 2 周仅评估自然状态、舌肌力、舌尖上舔唇、舌尖上舔齿龈和舌尖上舔硬腭，后 2 周仅评估自然状态、舌肌力、马蹄形上抬模式和舌后部上抬模式（如表 4-3-11 所示）。其他项目直接记录首次评估或上次监控的结果，与目标值比较，发现虽然口部感觉和下颌、唇、舌运动经过前 2 周的训练损伤程度没有得到显著改善，但再经过 2 周训练损伤程度均降低了一个级别，得到了显著改善，可继续按照治疗计划开展后续治疗。最后，进行语速和语调的短期目标监控（如表 4-3-12 所示），虽然经过前 2 周的训练损伤程度没有显著改善，但再经过 2 周训练连续语音言语速率和言语基频标准差的损伤程度均由 3（重度损伤）降为 2（中度损伤），能力得到明显提高，应在后续治疗中继续进行言语支持、语音自反馈和言语重读训练。

表 4-3-6 声母音位习得的短期目标监控表

日期	11月19日		12月3日		12月17日			
	习得与否	错误走向	习得与否	错误走向	习得与否	错误走向	习得与否	错误走向
b	√		√		√			
m	√		√		√			
d	×	⊗	√		√			
h	√		√		√			
p	×	b	√		√			
t	×	⊗	×	d	√			
g	×	h	×	h	√			
k	×	h	×	h	×	g		
n	×	⊖	×	⊖	×	⊖		
f	×	⊖	×	⊖	×	⊖		
j	×	⊗	×	⊗	×	⊗		
q	×	⊗	×	⊗	×	⊗		
x	×	⊖	×	⊖	×	⊖		
l	√		√		√			
z	×	⊗	×	⊗	×	⊗		
s	×	⊗	×	⊗	×	⊗		
r	×	⊖	×	⊖	×	⊖		
c	×	⊗	×	⊗	×	⊗		
zh	×	⊗	×	⊗	×	⊗		
ch	×	⊗	×	⊗	×	⊗		
sh	×	⊗	×	⊗	×	⊗		
声母音位习得	4/21	损伤程度 初始值 3 目标值 2	6/21	损伤程度 最终值 3	8/21	损伤程度 最终值 3	/21	损伤程度 最终值

注1：正确记为"√"；歪曲记为"⊗"；遗漏记为"⊖"；替代记为实发音。

注2：损伤程度是评估监控指标通过 ICF 转换所获得的限定值，分为"0（无损伤）、1（轻度损伤）、2（中度损伤）、3（重度损伤）、4（完全损伤）"5 个等级。

表 4-3-7 声母音位对比和构音清晰度的短期目标监控表

日期	声母音位对比	损伤程度		韵母音位对比	声调音位对比	构音清晰度	损伤程度	
11月19日	2/25	初始值	3	0/10	1/3	7.89%	初始值	3
		目标值	1				目标值	1
12月3日	4/25	最终值	3	3/10	2/3	23.68%	最终值	3
12月17日	7/25		2	5/10	2/3	36.84%		2
	/25			/10	/3			

注：损伤程度是评估监控指标通过 ICF 转换所获得的限定值，分为"0（无损伤）、1（轻度损伤）、2（中度损伤）、3（重度损伤）、4（完全损伤）"5个等级。

表 4-3-8 口部感觉功能的短期目标监控表

日期	颊部触觉反应	鼻部触觉反应	唇部触觉反应	牙龈触觉反应	硬腭触觉反应	舌前部触觉反应	舌中部触觉反应	舌后部触觉反应—呕吐反射	口部感觉功能	损伤程度	
11月19日	2/4	4/4	2/4	1/4	1/4	1/4	1/4	0/4	38%	初始值	3
										目标值	1
12月3日	3/4	4/4	3/4	1/4	1/4	2/4	1/4	0/4	47%	最终值	3
12月17日	3/4	4/4	3/4	2/4	2/4	2/4	1/4	1/4	56%		2
	/4	/4	/4	/4	/4	/4	/4	/4			

注：损伤程度是评估监控指标通过 ICF 转换所获得的限定值，分为"0（无损伤）、1（轻度损伤）、2（中度损伤）、3（重度损伤）、4（完全损伤）"5个等级。

表 4-3-9 下颌运动功能的短期目标监控表

日期	自然状态	咬肌肌力	向下运动	向上运动	向左运动	向右运动	前伸运动	上下连续运动	左右连续运动	下颌运动功能	损伤程度	
11月19日	3/4	2/4	3/4	3/4	1/4	1/4	2/4	2/4	1/4	50%	初始值	2
											目标值	0
12月3日	3/4	3/4	4/4	3/4	1/4	1/4	2/4	2/4	1/4	56%	最终值	2
12月17日	3/4	3/4	4/4	4/4	2/4	2/4	2/4	2/4	1/4	64%		1
	/4	/4	/4	/4	/4	/4	/4	/4	/4			

注：损伤程度是评估监控指标通过 ICF 转换所获得的限定值，分为"0（无损伤）、1（轻度损伤）、2（中度损伤）、3（重度损伤）、4（完全损伤）"5个等级。

表 4-3-10 唇运动功能的短期目标监控表

日期	自然状态	流涎	唇面部肌力	展唇运动	圆唇运动	圆展交替运动	唇闭合运动	唇齿接触运动	唇运动功能	损伤程度	
11月19日	3/4	3/4	2/4	3/4	1/4	2/4	2/4	1/4	53%	初始值	2
										目标值	0
12月3日	4/4	3/4	3/4	3/4	2/4	2/4	2/4	1/4	59%	最终值	2
12月17日	4/4	4/4	3/4	4/4	3/4	2/4	2/4	1/4	69%		1
	/4	/4	/4	/4	/4	/4	/4	/4			

注：损伤程度是评估监控指标通过 ICF 转换所获得的限定值，分为"0（无损伤）、1（轻度损伤）、2（中度损伤）、3（重度损伤）、4（完全损伤）"5个等级。

表 4-3-11 舌运动功能的短期目标监控表

日期	自然状态	舌肌力检查	舌尖前伸	舌尖下舔颌	舌尖上舔唇	舌尖上舔齿龈	舌尖上舔硬腭	舌尖左舔嘴角	舌尖右舔嘴角
11月19日	1/4	1/4	2/4	1/4	1/4	1/4	1/4	1/4	1/4
12月3日	2/4	2/4	2/4	1/4	2/4	2/4	1/4	1/4	1/4
12月17日	3/4	3/4	2/4	1/4	2/4	2/4	1/4	1/4	1/4
	/4	/4	/4	/4	/4	/4	/4	/4	/4

日期	舌尖左右交替	舌尖前后交替	舌尖上下交替	马蹄形上抬模式	舌两侧缘上抬模式	舌前部上抬模式	舌后部上抬模式	舌运动功能	损伤程度	
11月19日	1/4	1/4	1/4	2/4	0/4	2/4	1/4	28%	初始值	3
									目标值	1
12月3日	1/4	1/4	1/4	2/4	0/4	2/4	2/4	34%		3
12月17日	1/4	1/4	1/4	2/4	0/4	2/4	3/4	42%	最终值	2
	/4	/4	/4	/4	/4	/4	/4			

注：损伤程度是评估监控指标通过 ICF 转换所获得的限定值，分为"0（无损伤）、1（轻度损伤）、2（中度损伤）、3（重度损伤）、4（完全损伤）"5个等级。

表 4-3-12 语速和语调的短期目标监控表

日期	音节数（个）	总时长（秒）	言语速率（个/秒）	损伤程度		言语基频（赫兹）	言语基频标准差（赫兹）	损伤程度	
11 月 19 日	8	7.62	1.05	初始值	3	359	20.87	初始值	3
				目标值	1			目标值	1
12 月 3 日	8	6.84	1.17	最终值	3	367	24.33	最终值	3
12 月 17 日	9	7.14	1.26		2	362	27.96		2

注：损伤程度是评估监控指标通过 ICF 转换所获得的限定值，分为"0（无损伤）、1（轻度损伤）、2（中度损伤）、3（重度损伤）、4（完全损伤）"5 个等级。

六、疗效评价

在实施本阶段治疗计划的过程中，根据患者能力和训练安排，在阶段中期和末期再次进行 ICF 构音功能评估，如表 4-3-13 所示，对治疗效果进行评价。

表 4-3-13 ICF 儿童构音疗效评价表

ICF 类目组合		初期评估 ICF 限定值 问题						目标值	中期评估（康复 4 周） 干预	ICF 限定值 问题					目标达成	末期评估（康复 8 周） 干预	ICF 限定值 问题					目标达成
		0	1	2	3	4				0	1	2	3	4			0	1	2	3	4	
b320	声母音位习得							2							×							√
	声母音位对比							1							×							√
	构音清晰度							1							×							√
	口部感觉							1							×							√

续表

ICF 类目组合		初期评估 ICF 限定值 问题						目标值	中期评估（康复4周） 干预	ICF 限定值 问题						目标达成	末期评估（康复8周） 干预	ICF 限定值 问题						目标达成
		0	1	2	3	4				0	1	2	3	4				0	1	2	3	4	
b320	下颌运动						0								×							√
	唇运动						0								×							√
	舌运动						1								×							√
b3302	连续语音能力——言语速率						1								×							√
b3303	言语基频标准差						1								×							√

腭裂儿童构音治疗的个别化康复案例

本节以某腭裂儿童的构音治疗为例，具体阐述了 ICF 框架下构音治疗的实施过程。

一、患者基本信息

通过询问家长家族史、病史、手术史、康复史以及查阅相关诊断和手术材料收集患者的基本信息，通过与患者进行简单会话初步获得患者的能力水平，如表 4-4-1 所示。

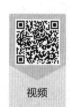

视频

ICF 构音功能
评估和治疗计
划制订（四）

表 4-4-1　患者基本信息表

患者基本信息
姓　　名：<u>钱某某</u>　　出生日期：<u>2012 年 9 月 23 日</u>　　性别：☑男　　□女
检查者：<u>尹某某</u>　　评估日期：<u>2018 年 10 月 22 日</u>　　编号：
类　　型：□智障____　□听障____　□脑瘫____　□孤独症____　□发育迟缓____ 　　　　　□失语症　　　□神经性言语障碍（构音障碍）____ 　　　　　□言语失用症　　　☑其他 <u>腭裂</u>
主要交流方式：☑口语　□图片　□肢体动作　□基本无交流
听力状况：☑正常　□异常　听力设备：□人工耳蜗　□助听器　补偿效果____
进食状况：喜欢软食。
言语、语言、认知状况：言语方面，说话一字一顿，音调偏高，构音清晰度较差。语言方面，理解能力正常，日常生活以口语表达为主。认知能力，认知能力基本正常。
口部触觉感知状况：正常。

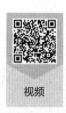

视频

构音治疗过程、
实时监控和疗
效评价（四）

二、ICF 构音功能评估结果

（一）构音功能精准评估结果

按照本书第二章所提出的构音功能精准评估方法对该患者进行构音功能评估，得到以下评估结果。

（1）构音能力精准评估结果

声母音位习得 13 个，声母音位对比习得 16 对，构音清晰度为 60.53%。

（2）口部运动功能精准评估结果

口部感觉功能得分为 100.00%，下颌运动功能得分为 100.00%，唇运动功能得分为 94.00%，舌运动功能得分为 83.00%。

（3）语速和语调的精准评估结果

连续语音言语速率为 1.63 个 / 秒；言语基频标准差为 23.72 赫兹。

（二）ICF 构音功能评估表

将上述所得评估结果导入 ICF 转换器进行功能损伤程度的转换，并对评估结果进行具体的描述和分析，如表 4-4-2 所示。

表 4-4-2　ICF 构音功能评估表

身体功能，即人体系统的生理功能损伤程度			无损伤	轻度损伤	中度损伤	重度损伤	完全损伤	未特指	不适用
			0	1	2	3	4	8	9
b320	构音功能（Articulation functions）	声母音位习得（获得）	☐	☐	☒	☐	☐	☐	☐
		声母音位对比	☐	☐	☒	☐	☐	☐	☐
		构音清晰度	☐	☐	☒	☐	☐	☐	☐
		口部感觉	☒	☐	☐	☐	☐	☐	☐
		下颌运动	☒	☐	☐	☐	☐	☐	☐
		唇运动	☐	☒	☐	☐	☐	☐	☐
		舌运动	☐	☒	☐	☐	☐	☐	☐

续表

身体功能，即人体系统的生理功能损伤程度	无损伤	轻度损伤	中度损伤	重度损伤	完全损伤	未特指	不适用
	0	1	2	3	4	8	9

b320	产生言语声的功能，包含构音清晰功能、构音音位习得（获得）功能。 功能受损时表现为痉挛型、运动失调型、弛缓型神经性言语障碍等神经损伤导致的构音障碍。 不包含语言心智功能（b167）；嗓音功能（b310）。
	信息来源：☒病史　□问卷调查　□临床检查　☒医技检查
	问题描述： 　　1. 已掌握声母个数 13 个↓。 　　相对年龄 3 岁，声母音位习得能力中度损伤。 　　2. 已掌握声母音位对 16 对↓。 　　声母音位对比能力中度损伤。 　　3. 构音清晰度得分为 60.53%↓。 　　相对年龄 3 岁，构音语音能力中度损伤。 　　4. 口部感觉得分为 100.00%。 　　患者允许治疗师轻触目标部位，口部感觉无损伤。 　　5. 下颌运动得分为 100.00%。 　　运动正常，并有良好的控制能力，下颌运动无损伤。 　　6. 唇运动得分为 94.00%↓。 　　相对年龄 5 岁，能完成目标动作，但控制略差，唇运动轻度损伤。 　　7. 舌运动得分为 83.00%↓。 　　相对年龄 4 岁，能完成目标动作，但控制略差，舌运动轻度损伤。 进一步描述： 　　1. 声母音位习得处于第一阶段，已习得声母有 /b、m、d、h/、/p、t、g、k、n/、/f、j、q、x/，未习得声母有 /l、z、s、r/、/c、zh、ch、sh/。 　　训练建议：第一阶段未习得的音位进行音位诱导、音位习得。 　　音位诱导：可借助相关的口部运动治疗方法找到正确的发音部位和发音方式（具体参见构音障碍测量与训练仪）。 　　音位习得：选择模仿复述的方法，并结合言语支持训练，选择停顿起音、音节时长与音调变化的实时视听反馈训练（具体参见言语障碍矫治仪）。 　　2. 已习得声母音位对有 16 对，未习得声母音位对有 9 对。 　　训练建议：对未习得的音位对进行音位对比训练。 　　听觉识别：进行未习得音位对的听觉识别训练。 　　音位对比：选择模仿复述的方法，并结合重读治疗法中"行板节奏一"进行视听反馈训练（具体参见构音测量与训练仪）。

				0	1	2	3	4	8	9
b3302	语速 （Speed of speech）	连续语音能力	言语速率	□	□	☒	□	□	□	□
	言语产生速率的功能，包括迟语症和急语症。									
	信息来源：☒病史　□问卷调查　□临床检查　☒医技检查									

身体功能，即人体系统的生理功能损伤程度		无损伤	轻度损伤	中度损伤	重度损伤	完全损伤	未特指	不适用
		0	1	2	3	4	8	9
b3302	问题描述： 连续语音的言语速率为 1.63 个 / 秒↓。 连续语音时发音拖延和 / 或停顿拖延，言语速率的控制能力中度损伤。							
		0	1	2	3	4	8	9
语调 （Melody of speech）	言语基频标准差	☐	☐	☐	☒	☐	☐	☐
b3303	言语中音调模式的调节功能，包括言语韵律、语调、言语旋律。 功能受损时表现为言语平调、音调突变等障碍。							
	信息来源：☒病史　☐问卷调查　☐临床检查　☒医技检查							
	问题描述： 言语基频标准差为 23.72 赫兹↓。 语调单一，连续语音语调变化的控制能力重度损伤。							

三、ICF 构音治疗计划的制订

（一）确定训练音位

由构音功能评估结果可知，患者未习得的声母音位有 /l、z、s、r/、/c、zh、ch、sh/，可按照正常儿童声母音位习得的顺序开展治疗。根据患者的学习和接受能力，确定本阶段（2 个月）需训练患者尚未习得的所有音位。

（二）选择训练内容和方法

针对本阶段待训练的声母音位开展音位诱导、音位习得和音位对比训练，根据患者能力选择对应的训练内容。该患者存在语速过慢和语调单一的问题，根据患者情况在开展上述构音训练的同时选择性地进行言语支持（停顿起音、音节时长和音调、响度变化训练）、语音自反馈和言语重读训练。口部运动功能治疗主要在进行上述未习得音位的音位诱导时开展，勾选能力未达到正常且本阶段待训练的声母音位构音所需要的口部运动项目，如声母音位 /l/ 构音需要舌尖上抬和下降的能力，因此勾选提高舌尖上下交替运动。

（三）确定实施人员和治疗目标

治疗计划由言语治疗师实施，具体治疗目标如表 4-4-3 所示。

表 4-4-3　ICF 构音治疗计划表

治疗任务 （7项）	治疗方法 （音位6种＋口部15种）	康复医师	护士	言语治疗师	特教教师	初始值	目标值	最终值
b320 构音 功能	声母音位习得	训练音位：/l、z、s、r、c、zh、ch、sh/ ☑音位诱导 　☑发音部位 　☑发音方式			√		2	0	0
	声母音位对比	☑音位习得 　☑单音节词 　☑双音节词 　☑三音节词 ☑音位对比 　☑听说对比			√		2	0	0
	构音清晰度	☑言语重读 　☑行板节奏一 ☑言语支持 　☑停顿起音 　☑音节时长 　☑音调、响度变化 ☑语音自反馈			√		2	0	0
	口部感觉	□改善颊，鼻，唇，牙龈，硬腭，舌前、中、后部感觉							
	下颌运动	□提高咬肌肌力 □提高下颌向下、上、左、右运动 □提高下颌前伸运动 □提高下颌上下、左右连续运动							
	唇运动	□改善流涎、唇面部肌力 ☑提高展、圆、圆展交替运动 □提高唇闭合运动 □提高唇接触运动			√		1	0	0

续表

治疗任务 （7项）	治疗方法 （音位6种＋口部15种）	康复医师	护士	言语治疗师	特教教师	初始值	目标值	最终值
b320 构音功能	舌运动	☑提高舌肌力 □提高舌尖前伸运动 ☑提高舌尖上舔唇、齿龈、硬腭，舌尖左舔、右舔嘴角运动 ☑提高舌尖左右、前后、上下交替运动 ☑提高马蹄形、舌两侧缘上抬模式 ☑提高舌前、后部上抬模式			√		1	0	0

注：损伤程度是评估监控指标通过 ICF 转换所获得的限定值，分为 "0（无损伤）、1（轻度损伤）、2（中度损伤）、3（重度损伤）、4（完全损伤）" 5个等级。

四、构音治疗过程及实时监控

本阶段治疗计划持续 2 个月，每周根据患者能力情况和家庭情况来安排个别化康复训练次数（一周 3—5 次），每次训练以 35—50 分钟为宜。下面主要以该患者的一次个别化康复训练过程为例（声母音位 /l/ 的音位习得训练）来进行详细讲解。

（一）治疗设备及辅具

构音测量与训练仪，言语障碍矫治仪，舌尖运动训练器，镜子等。

（二）治疗过程

1. 前测（3—5分钟）

（1）音位习得前测

采用构音测量与训练仪进行前测（如图 4-4-1 所示），选择前测语料 "老 /lao/ 虎、猎 /lie/ 豹、萝 /luo/ 卜"，通过复述的形式，让患者每个词语说 3 次并录音，记录音位 /l/ 发音的正确与否（正确记为 1，错误记为 0）并计算正确率，具体结果见表 4-4-4。

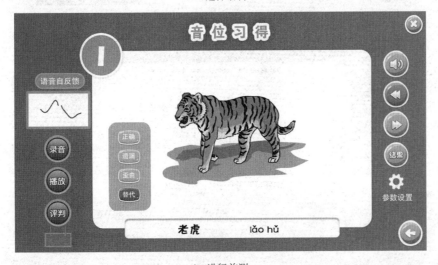

单音节	辣	梨	乐	鹿	驴	来	老	漏
	裂	六	锣	累	俩	聊	蓝	林
	脸	链	乱	狼	龙	冷	零	亮
双音节（前）	喇叭	蜡笔	篱笆	礼物	路牌	旅馆	来宾	老虎
	老鼠	楼梯	猎豹	萝卜	骆驼	雷声	柳树	聊天
	懒惰	篮球	邻居	淋浴	轮胎	轮船	练习	榔头
	龙虾	领带	冷风	凉鞋				
三音节（前）	垃圾箱	辣椒酱	理发师	录像带	旅游鞋	癞蛤蟆	老爷车	楼梯间
	烈性酒	溜溜球	溜冰鞋	螺旋桨	蕾丝边	料酒瓶	篮球架	拎皮包
	抡拳头	连衣裙	乱糟糟	狼牙棒	笼子里	冷空气	铃铛声	晾衣服

a. 选择语料

b. 进行前测

图 4-4-1　音位习得前测

（2）言语支持前测

　　采用言语障碍矫治仪进行前测，本次训练仅进行音节时长和音调变化训练，因此只需进行音节时长和音调变化的测量。音节时长要求测量并比较患者正常说词语的发音时长和延长韵母发音说词语的发音时长，如图 4-4-2a 所示。音调变化则要求测量并比较患者习惯音调说词语的平均基频和降低音调说词语的平均基频两次之间的差异，如图 4-4-2b 所示。两种测量均是比较两次的测量结果是否有明显差异，差异明显是指两次测量的差异在 20% 以上，具体结果见表 4-4-5。

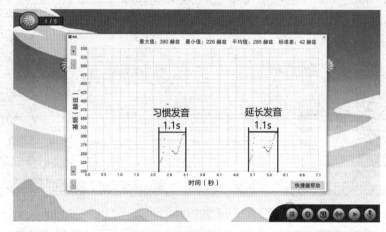

a. 音节时长

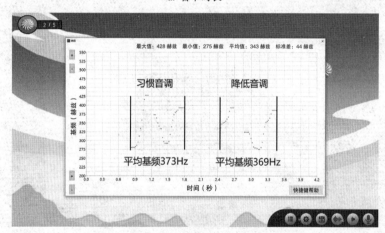

b. 音调变化

图 4-4-2　言语支持前测

3. 声母音位 /l/ 的音位习得（25—30 分钟）

在初步诱导出声母音位 /l/ 后，进行与 /l/ 相关的双音节词（前）的习得训练，以进一步促进声母音位 /l/ 的迁移和泛化。

（1）传统治疗

可采用构音测量与训练仪进行 /l/ 的音位习得训练，首先选择本次训练需要习得的双音节词（前）"喇叭、蜡笔、篱笆、老虎、猎豹、旅馆、楼梯、萝卜、骆驼"，然后采用模仿复述的形式进行训练，在训练过程中可以将患者的发音录制下来并播放给患者听，利用听觉反馈来强化患者声母/l/ 的习得，如图 4-4-3 所示。

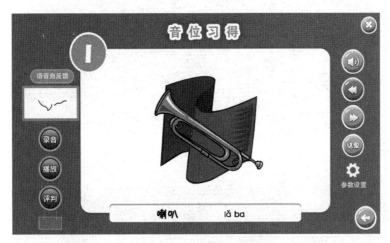

图 4-4-3　/l/ 的音位习得训练

（2）实时反馈治疗

该患者存在语速过慢和语调单一的问题，本次训练在开展音位习得训练的同时结合音节时长和音调变化的言语支持训练，一方面以游戏形式来巩固声母 /l/ 的习得，另一方面提高患者对呼吸和音调的控制能力。

① 音节时长训练：主要借助言语障碍矫治仪的音调训练游戏，首先进行长音训练，要求患者深吸气，说词语时尽量延长词语的韵母发音（如图 4-4-4a 所示），注意尽可能长而平稳发音，词语中间不能停顿换气，仅可在每次说词语之间进行换气。然后进行短音训练，要求患者深吸气后一口气快速说多个词语（如图 4-4-4b 所示）。

② 音调变化训练：主要借助言语障碍矫治仪的音调训练游戏进行音调梯度训练，由于患者存在音调偏高的问题，因此可进行降调训练。首先进行哼唱乐调的降调训练，根据患者能力本次训练仅降低一个音阶，如图 4-4-5a 所示。在患者能够完成降低一个音阶的哼唱乐调训练后，要求患者在哼唱乐调后维持在低音阶说词语，如图 4-4-5b 所示。

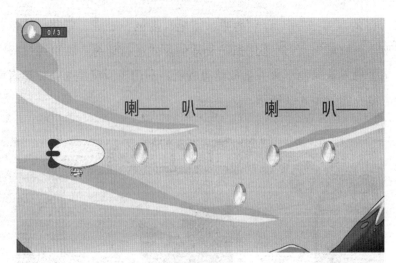

a. 长音训练

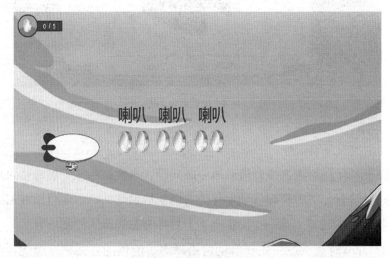

b. 短音训练

图 4-4-4 音节时长训练

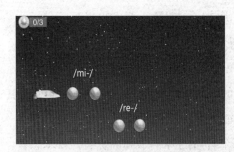

a. 降调训练

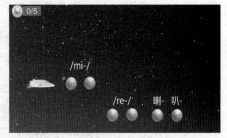

b. 降调后说词语

图 4-4-5 音调变化训练

4. 后测（3—5分钟）

后测语料、方式和结果记录与前测相同，音位习得实时监控如表4-4-4所示，言语支持实时监控如表4-4-5所示。

表4-4-4　构音治疗过程中音位习得实时监控

日期	音位	声韵组合	音位习得情况					
			前测	错误走向	正确率	后测	错误走向	正确率
10月25日	/l/	老虎	110	l→n	33.3%	111	l→n	66.6%
		猎豹	000	l→n		100	l→n	
		萝卜	100	l→n		101	l→n	

表4-4-5　构音治疗过程中言语支持实时监控

日期	发音状态	语料	前测		差异	后测		差异
10月25日	停顿起音（习惯——缓慢）							
	音节时长（习惯——延长）	老虎	1.1秒	1.1秒	N	1.1秒	1.2秒	N
	音调变化（习惯——□高/☑低）	老虎	373赫兹	369赫兹	N	370赫兹	361赫兹	N

（三）实时监控表

按照本次训练的实施勾选和填写构音治疗的实时监控表（表4-4-6）。此表显示了训练的即时有效性，不仅可为家长开展家庭康复提供参考，也可以为后续训练方案的制订提供依据。

表4-4-6   实时监控表

日期	训练类型	内容		训练前描述（如需）	训练效果
10月25日	声母音位习得　声母音位对比　构音清晰度	音位诱导　口部运动治疗	训练音位：__/t/__		
			□发音部位的诱导：_____ _____ □发音方式的诱导：_____ _____		
		音位习得　促进治疗	□单音节词：_____ ◆传统治疗： □模仿复述 ◆实时反馈治疗： □与言语支持（停顿起音训练）结合进行起音实时反馈训练 □与言语支持（音节时长训练）结合进行声时实时反馈训练 □与言语支持（音调、响度变化训练）结合进行音调、响度实时反馈训练 □语音自反馈——变调 □语音自反馈——变速 ☑双音节词：喇叭、蜡笔、篱笆、老虎、猎豹、旅馆、楼梯、萝卜、骆驼	音位习得正确率：33.3% 音节时长：习惯发音1.1秒，缓慢发音1.1秒，差异——N 音调变化习惯音调373赫兹，降低音调369赫兹差异——N	音位习得正确率：66.6% 停顿起音：习惯发音1.1秒，缓慢起音1.2秒，差异——N 音调变化习惯音调370赫兹，降低音调361赫兹差异——N
			◆传统治疗： ☑模仿复述 ◆实时反馈治疗： □与言语支持（停顿起音训练）结合进行起音实时反馈训练 ☑与言语支持（音节时长训练）结合进行声时实时反馈训练 ☑与言语支持（音调、响度变化训练）结合进行音调、响度实时反馈训练 □语音自反馈——变调 □语音自反馈——变速 □三音节词：_____ ◆传统治疗： □模仿复述		
		音位对比——重读治疗	训练音位对：_____ □音位对的听觉识别训练 □音位对比训练 □结合"行板节奏一"进行言语视听反馈训练		

五、短期目标监控

治疗计划实施过程中，根据患者能力每隔 2 周进行一次短期目标监控。首先进行构音能力精准评估，得到声母音位习得、声母音位对比和构音清晰度的短期目标监控结果，如表 4-4-7 和表 4-4-8 所示，与目标值进行比较，发现经过 2 周训练仍未达到训练目标，但声母音位对比的损伤程度由 2 级（中度损伤）降为 1 级（轻度损伤），得到显著改善，声母音位习得个数和构音清晰度得分也有较明显的提高，后续训练可继续依照治疗计划开展。然后选择这 2 周所训练的口部运动项目进行评估，唇运动仅进行圆唇运动和圆展交替运动评估，舌运动功能仅进行舌肌力检查以及舌尖上舔唇、舌尖上舔齿龈、舌尖上舔硬腭和舌尖上下交替的评估，其他项目直接记录首次评估的结果，结果如表 4-4-9 和表 4-4-10 所示，发现唇运动和舌运动均已达到训练目标，后续治疗中可仅在构音训练中加以巩固。最后，进行语速和语调的短期目标监控如表 4-4-11 所示，尚未达到训练目标，但言语基频标准差由 3 级（重度损伤）降为 2 级（中度损伤），有明显改善，应在后续治疗中继续进行言语支持、语音自反馈和言语重读训练。

表 4-4-7　声母音位习得的短期目标监控表

日期	10 月 22 日		11 月 5 日					
	习得与否	错误走向	习得与否	错误走向	习得与否	错误走向	习得与否	错误走向
b	√		√					
m	√		√					
d	√		√					
h	√		√					
p	√		√					
t	√		√					
g	√		√					
k	√		√					
n	√		√					
f	√		√					

续表

日期	10月22日		11月5日					
	习得与否	错误走向	习得与否	错误走向	习得与否	错误走向	习得与否	错误走向
j	√		√					
q	√		√					
x	√		√					
l	×	⊖	√					
z	×	⊗	√					
s	×	⊗	×	⊗				
r	×	n						
c	×	⊗	×	⊗				
zh	×	⊖	×	⊖				
ch	×	⊗	×	⊗				
sh	×	⊖	×	⊖				
声母音位习得	13/21	损伤程度 初始值 2；目标值 0	15/21	损伤程度 最终值 2	/21	损伤程度 最终值	/21	损伤程度 最终值

注1：正确记为"√"；歪曲记为"⊗"；遗漏记为"⊖"；替代记为实发音。

注2：损伤程度是评估监控指标通过 ICF 转换所获得的限定值，分为"0（无损伤）、1（轻度损伤）、2（中度损伤）、3（重度损伤）、4（完全损伤）"5 个等级。

表 4-4-8　声母音位对比和构音清晰度的短期目标监控表

日期	声母音位对比	损伤程度		韵母音位对比	声调音位对比	构音清晰度	损伤程度	
10月22日	16/25	初始值	2	6/10	3/3	65.79%	初始值	1
		目标值	0				目标值	0
11月5日	18/25	最终值		1	3/3	76.32%	最终值	1
	/25			8/10				
	/25			/10	/3			
				/10	/3			

注：损伤程度是评估监控指标通过 ICF 转换所获得的限定值，分为"0（无损伤）、1（轻度损伤）、2（中度损伤）、3（重度损伤）、4（完全损伤）"5 个等级。

表4-4-9　唇运动功能的短期目标监控表

日期	自然状态	流涎	唇面部肌力	展唇运动	圆唇运动	圆展交替运动	唇闭合运动	唇齿接触运动	唇运动功能	损伤程度	
10月22日	4/4	4/4	4/4	4/4	3/4	3/4	4/4	4/4	94%	初始值	1
										目标值	0
11月5日	4/4	4/4	4/4	4/4	4/4	4/4	4/4	3/4	3/4	100%	0
	/4	/4	/4	/4	/4	/4	/4	/4		最终值	
	/4	/4	/4	/4	/4	/4	/4	/4			

注：损伤程度是评估监控指标通过ICF转换所获得的限定值，分为"0（无损伤）、1（轻度损伤）、2（中度损伤）、3（重度损伤）、4（完全损伤）"5个等级。

表4-4-10　舌运动功能的短期目标监控表

日期	自然状态	舌肌力检查	舌尖前伸	舌尖下舔颌	舌尖上舔唇	舌尖上舔齿龈	舌尖上舔硬腭	舌尖左舔嘴角	舌尖右舔嘴角
10月22日	4/4	3/4	4/4	4/4	3/4	2/4	3/4	4/4	4/4
11月5日	4/4	4/4	4/4	4/4	3/4	3/4	3/4	4/4	4/4
	/4	/4	/4	/4	/4	/4	/4	/4	/4
	/4	/4	/4	/4	/4	/4	/4	/4	/4

日期	舌尖左右交替	舌尖前后交替	舌尖上下交替	马蹄形上抬模式	舌两侧缘上抬模式	舌前部上抬模式	舌后部上抬模式	舌运动功能	损伤程度	
10月22日	3/4	3/4	3/4	4/4	2/4	3/4	4/4	83%	初始值	1
									目标值	0
11月5日	3/4	3/4	4/4	4/4	2/4	3/4	4/4	88%	0
	/4	/4	/4	/4	/4	/4	/4		最终值	
	/4	/4	/4	/4	/4	/4	/4			

注：损伤程度是评估监控指标通过ICF转换所获得的限定值，分为"0（无损伤）、1（轻度损伤）、2（中度损伤）、3（重度损伤）、4（完全损伤）"5个等级。

表4-4-11 语速和语调的短期目标监控表

日期	音节数（个）	总时长（秒）	言语速率（个/秒）	损伤程度		言语基频（赫兹）	言语基频标准差（赫兹）	损伤程度	
10月22日	13	7.97	1.63	初始值	2	376	23.72	初始值	3
				目标值	0			目标值	0
11月5日	10	6.36	1.57	最终值	2	368	28.06	最终值	2

注：损伤程度是评估监控指标通过 ICF 转换所获得的限定值，分为"0（无损伤）、1（轻度损伤）、2（中度损伤）、3（重度损伤）、4（完全损伤）"5个等级。

六、疗效评价

在实施本阶段治疗计划的过程中，根据患者能力和训练安排，在阶段中期和末期再次进行 ICF 构音功能评估，如表4-4-12 所示，对治疗效果进行评价。

表4-4-12 ICF 儿童构音疗效评价表

ICF 类目组合		初期评估						目标值	中期评估（康复4周）						目标达成	末期评估（康复8周）						目标达成
		ICF 限定值							干预	ICF 限定值						干预	ICF 限定值					
		问题								问题							问题					
		0	1	2	3	4				0	1	2	3	4			0	1	2	3	4	
b320	声母音位习得							0							×							√
	声母音位对比							0							×							√
	构音清晰度							0							√							
	口部感觉																					

续表

ICF类目组合		初期评估					目标值	中期评估（康复4周）						目标达成	末期评估（康复8周）						目标达成
		ICF限定值						干预	ICF限定值						干预	ICF限定值					
		问题							问题							问题					
		0	1	2	3	4			0	1	2	3	4			0	1	2	3	4	
b320	下颌运动																				
	唇运动						0							√							
	舌运动						0							√							
b3302	连续语音能力—言语速率						0							×							√
b3303	言语基频标准差						0							×							×

附录1 《构音能力评估》使用指南

构音能力主观评估词表主要用于评估儿童清晰发音的能力，可评价21个声母及38个最小语音对的构音情况。测验材料包含52个单音节词，每一个词都有配套的图片。

要求儿童每个音发3遍。整个音节的发音时间及音节之间的间隔都约为1秒。为诱导出自发语音，评估者可以通过提问、提示或模仿的形式，要求儿童说出该图片所表达的词。

附表1-1 《构音语音能力诊断评估》指导语

（黄昭鸣—韩知娟词表）

编号	词	拼音	提问	提示
例1	桌	zhuō	这是什么？	老师指向桌子问："这是什么？"
例2	象	xiàng	这是什么？	什么动物的鼻子是长长的？
1	包	bāo	这是什么？	小朋友背什么上学？
2	抛	pāo	他做什么？	他把球怎么样？
3	猫	māo	这是什么？	什么"喵喵"叫？
4	飞	fēi	它做什么？	蝴蝶做什么？
5	刀	dāo	这是什么？	拿什么切东西？
6	套	tào	这是什么？	天冷了，手戴什么？
7	闹	nào	这是什么钟？	什么钟叫你起床？
8	鹿	lù	这是什么？	什么动物的脖子长长的？
9	高	gāo	哥哥的个子比妹妹怎么样？	妹妹个子矮，哥哥比妹妹____。

续表

编号	词	拼音	提问	提示
10	铐	kào	这是什么？	他的手被警察怎么了？
11	河	hé	这是什么？	这是一条小____。
12	鸡	jī	这是什么？	什么动物会喔喔叫？
13	七	qī	这是几？	图上有几个苹果？
14	吸	xī	这是什么？	小朋友用什么喝牛奶？
15	猪	zhū	这是什么？	什么动物的耳朵很大？
16	出	chū	她在做什么？	她不是进去，是____去。
17	书	shū	这是什么？	小朋友看什么？
18	肉	ròu	这是什么？	老虎爱吃什么？
19	紫	zǐ	这是什么颜色？	球是什么颜色的？
20	粗	cū	这根黄瓜怎么样？	那根黄瓜细，这根怎么样？
21	四	sì	这是几？	图上有几个苹果？
22	杯	bēi	这是什么？	用什么喝水？
23	泡	pào	这是什么？	小朋友吹什么？
24	倒	dào	做什么？	怎样让开水进杯子？
25	菇	gū	这是什么？	这是蘑____。
26	哭	kū	小朋友怎么了？	找不到妈妈，他会怎么样？
27	壳	ké	这是什么？	这是贝____。
28	纸	zhǐ	这是什么？	老师在哪里写字？
29	室	shì	这是什么？	老师在哪里上课？
30	字	zì	他在做什么？	老师拿笔做什么？
31	刺	cì	花上有什么？	____碰在手上会流血。
32	蓝	lán	这是什么颜色？	天空是什么颜色的？
33	狼	láng	这是什么？	什么动物长得像狗？
34	心	xīn	这是什么？	指着自己的心问："这里有什么？"
35	星	xīng	这是什么？	夜晚天上什么会一闪一闪的？
36	船	chuán	这是什么？	可以乘什么过海？

编号	词	拼音	提问	提示
37	床	chuáng	这是什么？	你晚上睡在什么上面？
38	拔	bá	做什么？	怎样让萝卜出来？
39	鹅	é	这是什么？	这不是鸭，这是____？
40	一	yī	这是几？	图上有几只苹果？
41	家	jiā	这是哪里？	你放学后回哪里？
42	浇	jiāo	做什么？	阿姨拿水壶做什么？
43	乌	wū	这是什么云？	快下雨了，天上飘什么云？
44	雨	yǔ	天上在下什么？	小朋友身上穿的是什么衣服？
45	椅	yǐ	这是什么？	老师指向旁边的椅子问："这是什么？"
46	鼻	bí	这是什么？	老师指自己的鼻子问："这是什么？"
47	蛙	wā	这是什么？	它是青____。
48	娃	wá	这是什么？	你喜欢抱什么？
49	瓦	wǎ	这是什么？	屋顶上有什么？
50	袜	wà	这是什么？	指着小朋友的袜子问："这是什么？"
51	酪	lào	这是什么？	老鼠喜欢吃奶____。
52	入	ru	做什么？	爸爸进____家门。

口部运动功能评估分级标准

附表 2-1 口部感觉评估分级标准

评估项目	指导语	0 级	1 级	2 级	3 级	4 级
颊部触觉反应	治疗师用纸巾轻触患者脸颊。	拒绝触碰。	患者没有注意到他/她正在被刺激；或忽略刺激；或无反应。	允许刺激，但是有明显的消极反应（如呕吐，头部向后撤远离刺激）。	患者喜欢这种刺激甚至不想让治疗师停下来。	患者允许治疗师用纸巾轻触其脸颊。
鼻部触觉反应	治疗师用纸巾轻触患者鼻部。	拒绝触碰。	患者没有注意到他/她正在被刺激；或忽略刺激；或无反应。	允许刺激，但是有明显的消极反应（如呕吐，头部向后撤远离刺激）。	患者喜欢这种刺激甚至不想让治疗师停下来。	患者允许治疗师用纸巾轻触其鼻部。
唇部触觉反应	治疗师用纸巾轻触患者上唇和下唇。	拒绝触碰。	患者没有注意到他/她正在被刺激；或忽略刺激；或无反应。	允许刺激，但是有明显的消极反应（如呕吐，头部向后撤远离刺激）。	患者喜欢这种刺激甚至不想让治疗师停下来。	患者允许治疗师用纸巾轻触其唇部。
牙龈触觉反应	治疗师使用海绵棒从中线向右臼齿方向划过患者上齿龈，再从中线向左臼齿方向划过患者上齿龈（反之亦然）。在下齿龈上重复上述步骤。	拒绝触碰。	患者没有注意到他/她正在被刺激；或忽略刺激；或无反应。	允许刺激，但是有明显的消极反应（双唇紧闭以阻止海绵棒向后的活动；或出现抵抗呕吐反射的情况；或舌向后缩塞住后磨牙区；或头部向后撤远离刺激）。	患者喜欢这种刺激甚至不想让治疗师停下来。	患者允许治疗师用海绵棒轻触其上下牙龈。

续表

评估项目	指导语	0级	1级	2级	3级	4级
硬腭触觉反应	治疗师使用海绵棒沿中线从牙槽嵴划至软硬腭交界处。	拒绝触碰。	患者没有注意到他/她正在被刺激；或忽略刺激；或无反应。	允许刺激，但是有明显的消极反应（双唇紧闭以阻止海绵棒向后的活动；或出现抵抗呕吐反射的情况；或舌向后缩塞住后磨牙区或海绵棒刺激硬腭中部时出现呕吐反射；或头部向后撤远离刺激）。	患者喜欢这种刺激甚至不想让治疗师停下来。	患者允许治疗师用海绵棒沿中线从其牙槽嵴划至软硬腭交界处。
舌前部触觉反应	治疗师使用海绵棒沿中线从舌尖划至舌前1/3。	拒绝触碰。	患者没有注意到他/她正在被刺激；或忽略刺激；或无反应；或舌依然松软。	允许刺激，但是有明显的消极反应（双唇紧闭以阻止海绵棒向后的活动；或出现抵抗呕吐反射的情况；或舌向后缩塞住后磨牙区；或头部向后撤远离刺激）。	患者喜欢这种刺激甚至不想让治疗师停下来。	患者允许治疗师用海绵棒从其舌尖划至舌中部。
舌中部触觉反应	治疗师使用海绵棒沿中线从前往后划至舌中1/3。	拒绝触碰。	患者没有注意到他/她正在被刺激；或忽略刺激；或无反应；或舌依然松软。	允许刺激，但是有明显的消极反应（双唇紧闭以阻止海绵棒向后的活动；或出现抵抗呕吐反射的情况；或舌向后缩塞住后磨牙区；或头部向后撤远离刺激）。	患者喜欢这种刺激甚至不想让治疗师停下来。	患者允许治疗师用海绵棒从其舌尖划至舌中部—舌后缩（向后运动并隆起）。
舌后部触觉反应（呕吐反射）	治疗师使用海绵棒沿中线从前往后轻触舌后1/3。	拒绝触碰。	患者没有注意到他/她正在被刺激；或忽略刺激；或无反应；或舌依然松软。	允许刺激，但是有明显的消极反应（双唇紧闭以阻止海绵棒在其后方的活动；或舌急遽回缩；或海绵棒触碰到舌前中部时极易产生呕吐反射；或头部向后撤远离刺激）。	患者喜欢这种刺激甚至不想让治疗师停下来或无呕吐反射。	患者允许治疗师用海绵棒从其舌尖划至舌后部—舌后缩且刺激到达舌后1/3处时呕吐反射被诱出。

附表 2-2 下颌口部运动功能评估分级标准

评估项目	指导语	0分	1分	2分	3分	4分
下颌在自然状态下的形状及位置	在自然放松状态下，静观1分钟。记录下颌的位置及运动。	全开位或上下牙紧密接触，不会动。	处于全开位或上下牙紧密接触，偶能瞬间向上或向下运动。	下颌处于半开位，但下颌在水平位上上左右歪斜，或前突或后缩。	下颌处于水平正中，上下牙无接触，有楔形缝隙，但不能保持3秒。	下颌处于姿势位，水平正中，上下牙无接触，有楔形缝隙，能保持3秒。
咬肌肌力	治疗师示范："咬紧牙关，让咬肌凸起来，坚持到我数3下。"	无反应。	有意识做，但无法做到，用眼睛、头或肩代替。	仅能咬住单侧，或咬时无力。	能紧紧咬住，但不能保持3秒。	能紧紧咬住，并保持3秒。
下颌向下运动	治疗师示范："嘴巴尽可能张大，坚持到我数3下。"	无反应。	有意识做，但无法做到，用眼睛、头或肩代替。	下颌不能完全打开，伴有向左或向右歪斜。	能充分打开下颌，但不能保持3秒。	下颌轻松充分打开，并能保持3秒。
下颌向上运动	治疗师示范："闭紧下颌，坚持到我数3下。"	无反应。	有意识做，但无法做到，用眼睛、头或肩代替。	下颌不能完全闭合，有急动，或伴有向左或向右歪斜。	下颌能充分紧闭，但不能保持3秒。	下颌轻松充分紧闭，并能保持3秒。
下颌向左运动	治疗师示范："下颌向左运动，坚持到我数3下。"	无反应。	有意识做，但无法做到，用眼睛、头或肩代替。	下颌能向左侧运动，但运动幅度小或运动无力。	下颌能充分向左运动，但不能保持3秒。	下颌轻松充分向左运动，并能保持3秒。
下颌向右运动	治疗师示范："下颌向右运动，坚持到我数3下。"	无反应。	有意识做，但无法做到，用眼睛、头或肩代替。	下颌能向右侧运动，但运动幅度较小或运动无力。	下颌能充分向右运动，但不能保持3秒。	下颌轻松充分向右运动，并能保持3秒。
下颌前伸运动	治疗师示范："下颌向前运动，坚持到我数3下。"	无反应。	有意识做，但无法做到，用眼睛、头或肩代替。	下颌能向前运动，但运动幅度小或运动无力。	下颌充分向前运动，但不能保持3秒。	下颌轻松充分向前运动，并能保持3秒。

续表

评估项目	指导语	0分	1分	2分	3分	4分
下颌上下连续运动	治疗师示范："连续打开和闭合下颌，重复3次。"	无反应。	有意识做，但无法做到，用眼睛、头或肩代替。	只能做向上或向下运动，不能连续做3次。	能连续上下运动3次，但运动不充分，缺乏力度。	下颌轻松充分连续打开闭合3次。
下颌左右连续运动	治疗师示范:"下颌连续向左向右运动，重复3次。"	无反应。	有意识做，但无法做到，用眼睛、头或肩代替。	只能连续向一侧运动；或不能连续做3次运动；或用唇运动代替。	能连续左右运动3次，但运动不充分，缺乏力度。	下颌轻松充分连续左右运动3次。

附表 2-3　唇口部运动功能评估分级标准

评估项目	指导语	0分	1分	2分	3分	4分
唇在自然状态时的形态结构及位置	在自然放松状态下，静观1分钟。	双唇严重不对称，位置几乎保持不变。	上唇回缩或下唇回缩严重，上唇或下唇有抖动，但患者不知道复位。	上唇或下唇有轻微抖动，但患者偶尔试图复位；或双唇不对称。	上唇或下唇轻微回缩，或轻微不对称，不易观察。	唇能自然地处于水平正中位，左右对称，微微闭合。
流涎		无法控制。	身体前倾或分散注意力时流涎，有控制意识，但做不到。	嘴角流涎，略微能控制。	嘴角偶有潮湿、喝水或咀嚼时轻微流涎。	没有流涎。
唇面部肌力	让我摸摸你的脸，你给我做个鬼脸，好吗?	拒绝做。	脸颊肌肉摸上去又紧又硬或长期保持笑的样子，做鬼脸困难；或脸颊肌肉摸上去很松软，无弹性。	脸颊肌肉较松软或较硬，做鬼脸较容易。	脸颊肌肉摸上去有弹性，但上唇或下唇有轻微回缩。	脸颊摸上去有弹性，肌力正常。
展唇运动	跟我做笑的动作，把牙齿都露出来，坚持到我数3下。	无反应。	努力向外展但无法做到，用眼睛、头或肩代替或辅助。	双唇外展时需努力，嘴角不能上提；或外展幅度小，或外展时僵硬或无力。	双唇能咧开笑，但不能持续3秒。	双唇能轻松充分地外展并上提，咧嘴笑，并保持3秒。

续表

评估项目	指导语	0分	1分	2分	3分	4分
圆唇运动	跟我做圆唇的动作，坚持到我数3下。	无反应。	努力圆唇却无法做到，用眼睛、头或肩代替或辅助。	双唇圆唇时需努力；圆唇幅度小；或圆唇时僵硬或无力。	双唇能充分紧紧地圆起来，但无法保持3秒。	双唇能轻松紧紧地圆起来，并保持3秒。
圆展交替运动	跟我做笑的动作，再做圆唇的动作，连续3次。	无反应。	努力做圆或展动作，但无法做到，用眼睛、头或肩代替或辅助。	只能做一项；双唇连续做圆展交替运动，但运动幅度小，速度慢或无力，或不能按序做3次。	双唇可以连续做圆展交替运动，但无法连续做3次。	双唇能轻松充分地做圆展交替运动，连续做3次。
唇闭合运动	用双唇把压舌板夹住，坚持到我数3下。	无反应。	能做闭唇动作，努力夹但夹不住压舌板，用牙齿咬。	双唇紧闭时需努力，夹住1秒后就掉下来。	双唇能紧紧夹住压舌板，但无法保持3秒。	双唇能紧紧夹住压舌板，并保持3秒。
唇齿接触运动	跟我做上齿接触下唇的动作，坚持到我数3下。	无反应。	努力做唇齿接触动作，但无法完成，用眼睛、下颌、头或肩代替。	上齿不能咬住下唇内侧，但能咬住下唇。	上齿可以接触下唇内侧，但无法保持3秒。	上齿能轻松、自如地接触到下唇内侧，并保持3秒。

附表 2-4　舌口部运动功能评估分级标准

评估项目	指导语	0分	1分	2分	3分	4分
舌的形状和位置	微张嘴，静观1分钟，张嘴困难，用压舌板辅助。	舌瘫软，无力伸出口外，或瘫软无力充满整个口腔；或舌体挛缩呈现为球状后缩下陷到咽部。	舌体偏离明显，或舌一直在抖动，舌沿中线隆起，舌两侧松软。	舌伴有不随意运动或舌尖回缩，舌叶隆起，但舌中后部还未挛缩。	舌成碗状，偶尔伴有不随意运动或微小的偏离。	舌能保持静止不动，呈现为碗状。

续表

评估项目	指导语	0分	1分	2分	3分	4分
舌肌力检查	治疗师示范："将舌尖伸出来，我用压舌板用力向里顶，你用力向外顶。"	拒绝做。	舌瘫软无力或挛缩，需要伸进口内进行检测，有意识做抵抗运动，但未成功，用头、眼、下巴或肩膀运动来代替。	舌能伸出口外，舌尖与舌叶未分离，用舌叶向外顶压舌板，但肌力弱，很容易将舌顶进口内，持续时间不到1秒。	舌能伸出口外，舌能向外用力抵抗，并能随着外力大小的变化而变化，但保持不到3秒。	舌能根据外力随意调整肌力抵抗，能保持3秒。
舌尖前伸	治疗师示范："将舌尖前伸，坚持到我数3下。"	无反应。	舌尖努力伸但未成功，用唇、头、眼、下巴或肩膀运动来代替或辅助。	舌能独立伸出，但舌尖回缩。能将舌体变成束状，但看起来有点松软或呈球状。	舌尖能充分向前伸，但不能保持3秒，出现轻微抖动或偏离。	舌尖能独立充分向前伸，并保持3秒。
舌尖下舔下颌	治疗师示范："舌尖向下舔下颌，坚持到我数3下。"	无反应。	舌尖试图伸出口外，但未成功，用头、眼、下巴或肩膀运动来代替。	舌体能向下舔到唇下缘，但舌尖回缩呈现为W型，能将舌体变成束状，但有点松软或呈现为球状。	舌尖和两侧能下舔到下颌中部，但不能保持3秒，出现抖动或偏离。	舌尖和两侧能充分舔到下颌中部，并保持3秒。
舌尖上舔上唇	治疗师示范："舌尖向上舔上唇，坚持到我数3下。"	无反应。	舌尖试图伸出口外，但未成功，用头、眼、下巴或肩膀运动来代替。	舌体能向上舔到唇边缘，但舌尖回缩。能将舌体变成束状，但看起来有点松软或呈现为球状。	舌尖能充分向上舔到唇中部，呈现为尖状，但不能保持3秒。	舌尖能独立充分向上舔到唇中部，呈现为尖状，并保持3秒。
舌尖上舔齿龈	治疗师示范："舌尖上舔齿龈，坚持到我数3下。"	无反应。	舌尖试图向上舔，但未成功，用头、眼、下巴或肩膀运动来代替。	用舌叶代替舌尖向上舔到齿龈，或舌尖卷在牙齿下，舌尖无力或抖动。	舌尖能轻松上舔齿龈，但不能保持3秒。	舌尖能轻松上舔齿龈，并保持3秒。

评估项目	指导语	0分	1分	2分	3分	4分
舌尖上舔硬腭	治疗师示范："舌尖从上齿龈正中位向后沿硬腭中线扫到软硬腭交界处。"	无反应。	舌尖试图去舔，但未成功，用头、眼、下巴或肩膀运动来代替。	舌尖回缩或无力，用舌叶代替舌尖去做，或舌尖从后向前做上述运动。	舌尖可以做该动作，但运动慢，力量稍差，有轻微抖动。	舌尖能轻松自如地从上齿龈扫到软硬腭交界处。
舌尖左舔唇角	治疗师示范："舌尖用力向左舔唇角，并保持3秒。"	无反应。	舌尖试图去舔，但未成功，用头、眼、下巴或肩膀运动来代替。	舌尖回缩或无力，用舌叶代替舌尖向左舔唇角，能将舌体变成束状，有点抖动，松软。	舌尖能充分向左舔到唇角，但不能保持3秒。	舌尖能充分向左舔到唇角，并保持3秒。
舌尖右舔唇角	治疗师示范："舌尖用力向右舔唇角，并保持3秒。"	无反应。	舌尖试图去舔，但未成功，用头、眼下巴或肩膀运动来代替。	舌尖回缩或无力，用舌叶代替舌尖向右舔唇角，能将舌体变成束状，有点抖动，松软。	舌尖能充分向右舔到唇角，但不能保持3秒。	舌尖能充分向右舔到右唇角，保持3秒。
舌尖左右交替运动	治疗师示范："舌尖左右交替运动，来回3次。"	无反应。	舌尖试图做，但根本不会做侧向运动，用头、眼、下巴或肩膀运动来代替。	舌尖回缩或无力，用舌叶代替舌尖做左右交替运动，运动不规则，无节律。	舌尖能完成这种交替模式运动，但不能持续3次，运动慢，力量稍差，有轻微抖动。	舌尖能轻松自如地左右交替运动3次。
舌尖前后交替运动	治疗师示范："舌尖前后交替运动，来回3次。"	无反应。	舌太僵硬了不能伸出口外，或舌瘫在口外不能将其缩进口内，或由头、肩膀代替其交替运动。	舌尖回缩或无力，用舌叶代替舌尖做交替运动，运动不规则，无节律。	舌尖能完成这种交替模式运动，但不能持续3次，运动慢，力量稍差，有轻微抖动。	舌尖能轻松自如地伸出口外又缩进口内，来回交替3次。

评估项目	指导语	0分	1分	2分	3分	4分
舌尖上下交替运动	治疗师示范："舌尖上下交替运动，来回3次。"	无反应。	舌尖试图做侧向运动，但无法完成，用头、眼、下巴或肩膀运动来代替。	舌尖回缩或无力，用舌叶代替舌尖做上下交替运动，运动不规则，无节律。	舌尖能完成这种交替模式运动，但不能持续3次，运动慢，力量稍差，有轻微抖动。	舌尖能轻松自如地舔到上下齿龈中位，并交替运动3次。
马蹄形上抬模式	治疗师示范："治疗师用压舌板沿中线刺激患者舌前1/3，观察患者的反应。"	无反应。	舌有主动意识，舌瘫软，压下无反应。	舌尖与舌叶未分离，多次刺激后舌两侧缘上抬，仅舌尖上抬或仅舌两侧缘上抬，马蹄形模式未形成。	多次给予刺激才出现舌碗反射，马蹄形模式才形成。	只要给予刺激就立即出现舌碗反射，马蹄形模式形成。
舌两侧缘上抬模式	治疗师示范："嘴张开，舌两侧缘上抬，紧贴在上牙齿上。"	无反应。	努力做了，但舌两侧缘无法做到与上牙接触。	努力做了，但只能舌尖与上齿接触，两侧缘不能与上齿接触。或借助外力能短暂接触。	舌两侧缘可以与上齿接触，但只能保持1秒。	嘴张开，舌两侧缘能轻松地与上齿紧密接触，并保持3秒。
舌前部上抬模式	治疗师示范："舌前部向上抬起，与硬腭接触。"	无反应。	舌前部努力向上抬，但无法做到，用头、眼、下巴或肩膀运动来代替。	舌前部不能完全自主上抬，必须借助外力辅助。	舌前部可以上抬，但持续时间只有1秒。	舌后部可以轻松上抬，并能持续3秒。
舌后部上抬模式	治疗师示范："舌后部向上抬起，与软腭接触。"	无反应。	舌后部努力上抬，但无法做到，用头、眼、下巴或肩膀运动来代替。	舌后部不能完全自主上抬，必须借助外力辅助。	舌后部可以上抬，但持续时间只有1秒。	舌后部可以轻松上抬，并能持续3秒。

一、中文文献

著作

[1] 黄昭鸣，朱群怡，卢红云 . 言语治疗学 [M]. 上海：华东师范大学出版社，2017.

[2] 卢红云，黄昭鸣 . 口部运动治疗学 [M]. 上海：华东师范大学出版社，2010.

期刊

[1] 高楠，李峰，徐丽娜，等 . 舌尖音构音障碍的临床特点及语音训练 [J]. 中华物理医学与康复杂志，2015，37（11）：813-816.

[2] 高晓慧，万勤，惠芬芬，等 . 不同语言任务下 4—7 岁听障儿童的言语流畅性特征 [J]. 中国特殊教育，2015（10）：27-32.

[3] 黄昭鸣，范梦媛 . 舌运动障碍评估与治疗的个案研究 [J]. 中国听力语言康复科学杂志，2009（4）：64-68.

[4] 黄昭鸣，籍静媛 . 实时反馈技术在言语矫治中的应用 [J]. 中国听力语言康复科学杂志，2004（6）：35-39.

[5] 黄昭鸣，刘颖春，白银婷，等 . 唇运动障碍评估与治疗的个案研究 [J]. 中国听力语言康复科学杂志，2010（3）：65-67.

[6] 黄昭鸣，沈吉，白银婷，等 . 下颌运动障碍评估与治疗的个案研究 [J]. 中国听力语言康复科学杂志，2010（2）：65-67.

[7] 黄昭鸣，施雅丹，张磊 . 塞音构音障碍个案研究 [J]. 中国听力语言康复科学杂志，2009（1）：68-71.

[8]　纪静丽，李欣，侯梅，等．脑性瘫痪患儿口运动与构音障碍特征及其临床评定 [J].
中国康复理论与实践，2015（4）：479-482.

[9]　金野，万勤，周红省，等．听障患者舌面音构音障碍的原因及矫治对策 [J]. 中国听
力语言康复科学杂志，2008（2）：37-39.

[10]　李欢．构音障碍评估研究述评 [J]. 中国特殊教育，2010（6）：59-64.

[11]　卢红云，曹建国，郭新志．发音器官运动障碍矫治结合构音训练治疗脑瘫儿童言
语障碍疗效分析 [J]. 中国康复医学杂志，2004（12）：897-899.

[12]　卢红云，黄昭鸣，张蕾，等．下颌元音构音运动定量测量的实验研究 [J]. 中国特殊
教育，2011（4）：48-52.

[13]　吕自愿，李峰，徐丽娜．双唇音构音障碍的临床特点和语音训练 [J]. 中国康复理论
与实践，2014（8）：763-766.

[14]　王勇丽，万勤，潘雪珂，等．学龄期痉挛型脑瘫儿童汉语声韵特征及其与口部运
动的相关性 [J]. 中华物理医学与康复杂志，2017（2）：105-108.

[15]　翟燕，宋晓萍，翟佳，等．口部肌肉治疗在功能性构音障碍儿童语言训练中的应
用 [J]. 中国康复，2014（3）：166.

[16]　赵云静，孙洪伟，赵亚茹．功能性构音障碍儿童构音特点分析及言语矫治 [J]. 中国
康复杂志，2006（2）：93-95.

[17]　郑钦，沈敏，何龙文．口部运动治疗对脑瘫患儿构音障碍的疗效观察 [J]. 中国康复
理论与实践，2012（4）：360-361.

二、英文文献

著作

[1] Guitar, Barry, Guitar B. Stuttering: An Integrated Approach to its nature and treatment[M]. Lippincott Williams & Wilkins, 2013.

期刊

[1] Forrest K, Iuzzini J. A Comparison of Oral Motor and Production Training for Children with Speech Sound Disorders[J]. Seminn Speech and Language, 2008（4）: 304–311.

[2] Hood R B, Dixon R F. Physical Characteristics of Speech Rhythm of Deaf and Normal-Hearing Speakers[J]. Journal of Communication Disorders, 1969, 2（1）: 20–28.

[3] Leder S B, Spitzer J B, Milner P, et al. Voice Intensity of Prospective Cochlear Implant Candidates and Normal Hearing Adult Males[J]. The Laryngoscope, 1987（2）: 224–227.

[4] Lenden J M, Flipsen P. Prosody and voice characteristics of children with cochlear implants[J]. Journal of Communication Disorders, 2007（1）: 66–81.

[5] Perkell J, Lane H, Svirsky M, et al. Speech of cochlear implant patients: A longitudinal study of vowel production[J]. Journal of the Acoustical Society of America, 1992（5）: 2961–2978.

[6] Rauch A, Cieza A, Stucki G. How to apply the International Classification of Functioning, Disability and Health（ICF）for rehabilitation management in clinical practice[J]. European Journal of Physical and Rehabilitation Medicine, 2008（3）: 329–342.

[7] Threats, Travis T. Use of the ICF for clinical practice in speech-language pathology[J]. International Journal of Speech-Language Pathology, 2008（1）: 50–60.